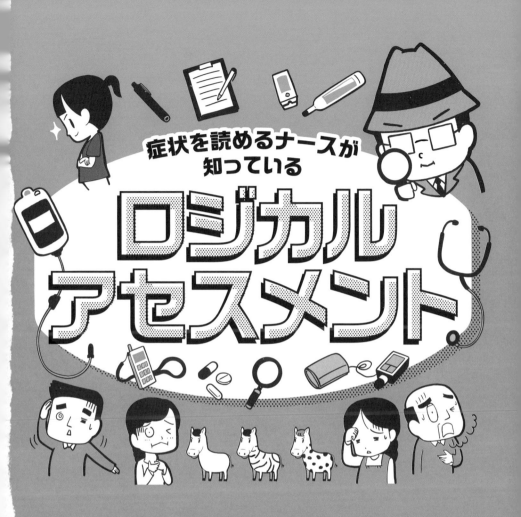

症状を読めるナースが
知っている

ロジカル
アセスメント

櫻本秀明 著

南江堂

はじめに

　学生時代に勉強したフィジカルアセスメント，新人時代に必死で覚えた検査値は，ともに大変重要です．これらが臨床ナースにとって身につけておくべき"基本装備"であることは間違いありません．一方で，皆さんも経験上おわかりになると思いますが，習得したアセスメント・検査の知識を機械的に臨床現場の事象にあてはめてみても，症状を読み誤ることがしばしばあります．症状を読み誤るということは，医師への適切な報告がかなわず，患者は正しい医療を受けることができないということを意味します．思考停止の機械的なアセスメントは患者や医療経済に大きな悪影響を及ぼすことがわかります．

　実は，症状を正しく読むためには，単純化された検査の知識を習得しただけでは不足で，検査の性質にも着目する必要があります．

　つまりどういった対象（患者）にどのような検査・アセスメントを行うことが適切で，さらにどのようにその結果を解釈すべきかという，各検査・アセスメントに隠された行間もあわせて考える必要があります．

　皆さんの頭の中にすでにある検査の知識をハードとすれば，その行間とは，それを適切に活用するソフトのようなものです．本書では，症状→検査・アセスメントの選択→結果のつながりをロジカルに解き明かすという意味を込めて，"ロジカルアセスメント"と名付けました．

　ぜひ本書のロジカルアセスメントをインストールして，皆さんの中にすでに格納された知識が生き生きと動きだす様子をお楽しみください．

2022 年 2 月

櫻本　秀明

目次

第0歩　症状を読み解く前の長い前置き　　1

❶ 目的のないところに検査（身体診察も）なし……………………………………　2
❷ あなたは，本当に知りたいことを理解する必要がある………………………　3
❸ ルーチン検査はゴミ箱行きであることが多い…………………………………　3
❹ 問題を解決するための適切な手段を探す必要がある…………………………　5

第1歩　探し物を明確にする（検査の目的をはっきりさせる）　　9

❶ 患者の訴えに耳を傾ける…………………………………………………………　11
　ⓐ 臨床現場はまるで「わたしは誰ですか？ ゲーム」!―看護師は質問力が大事…　11
❷ 主な症状と経過を含めたショートストーリーを作成する……………………　16
　ⓐ ショートストーリー作成の練習………………………………………………　16
　ⓑ ワンフレーズ化…………………………………………………………………　20
❸ 病態を推測して仮説をたてる……………………………………………………　22
　ⓐ 問題（検査目的）のキーワード検索とリスト化……………………………　22
　ⓑ 構造物をイメージして抜けなくリスト化する………………………………　23
　ⓒ リストから本命を！ 正しい疾患の診断よりも"あぶない"疾患を！………　27
❹ 仮説の検証！ その前に危機察知！ バイタルサインを軽視するなかれ！…　31
　ⓐ 今さらだけど，バイタルサインってなんだ？………………………………　32
　ⓑ 予期せぬ急激な患者状態の変化はほとんどない……………………………　33
　ⓒ ぱっと見の印象：ABCD の評価………………………………………………　33
　ⓓ 血圧より呼吸？…………………………………………………………………　34
　ⓔ 危険予知スコアでリスクを評価………………………………………………　34

第2歩　本当にその検査でよいか（目的にあった検索を選択する）　　37

❶ 検査の確率論的な考え方を知る―仮説を検証するためのツール………………　40
　ⓐ 検査（身体所見）は大きく分けると2種類！：見つける検査と頻度をみる検査…　40

(b) 検査は可能性（確率）変化させるツール！ …………………………… 41

(c) 本物と偽物を見分ける目：感度・特異度 ………………… 44

(d) 尤度比から検査後の可能性（事後確率）を推定する！ ……………… 49

❶ 検査に振り回されないために考慮すべき 4 つのポイントをチェックする… 64

❷ 検査×検査で真理に近づく ……………………………………………… 69

❸ 直感をプラスする―刑事は匂いで嗅ぎ分ける ……………………… 75

(a) 栄養状態は，アルブミンより主観的な評価が大事？ ……………… 76

(b) 医師と看護師でタッグを組んで予後予測 ………………………… 79

第 3 歩　検査を正しく解釈する（検査・アセスメントの実践）　83

やってみよう1　めまい,嘔気で来院した救急外来患者をどう評価すればよい?… 86

やってみよう2　循環血液量の減少はどう評価すればよい? ………………… 98

やってみよう3　心不全は身体所見だけで判断できる? ……………………… 115

やってみよう4　肺血栓塞栓症かどうか，どうやって判断すればよい? …… 124

やってみよう5　痰の貯留を聴診で判断できる? ……………………………… 131

第 4 歩　コミュニケーションのしかた（情報とハサミは使おう！）　135

❶ SBAR バカの壁 ………………………………………………………… 137

❷ 多量な情報を上手にまとめる― ICU でより詳しく報告するなら By system?… 139

(a) まずは，全体像 ………………………………………………… 139

(b) 続いて，機能的なまとまりごとに ………………………………… 139

❸ 伝えたい情報をもとに話し合うために …………………………… 141

(a) 話す前に，勝負はついている：「信頼」 ……………………… 141

(b) 話し合いのとっかかりを創る：「論理的」 …………………… 141

(c) 相手の心を動かす：「感情に訴える」 ……………………… 142

(d) 失敗を怖がらない：「勇気を持つ」 ………………………… 143

目次

エピローグ 145

付録　明日から使えるリファレンス集 147

① 循環器 148
② 呼吸器 155
③ 脳神経系 156
④ 腹部所見 157
⑤ 精　神 158
⑥ 栄　養 159
⑦ 急変・死亡 160

● 文　献 163

● 索　引 173

Column

ちゃんとするなら VINDICATE？ 26
体温は，高いより低いが危険 36
100％的中の検査はない？ 61
「なんですか，この値」には，即対応（パニック値） 74
老け顔と健康関連 QOL 81
人工呼吸中の患者の意識状態の適切な評価方法：Full Outline of UnResponsiveness（FOUR）score 96
ショック患者！ とりあえず何をどれだけ輸液？ 113
DVT を見つける方法 129
昔から見かける所見の是非：ホーマンズ徴候 130

第0歩
症状を読み解く前の長い前置き

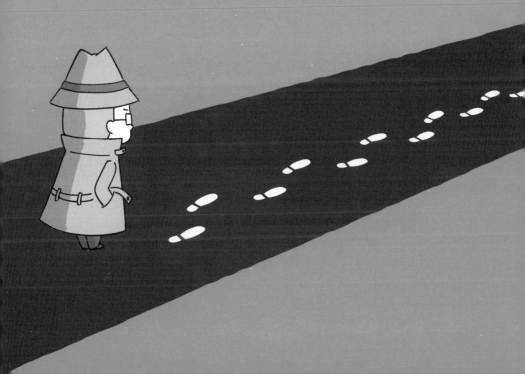

1 目的のないところに検査（身体診察も）なし

いったい何を探しているのかわからない探しものを，あなたはどうやって探すというのか？

あなたは，家で何かを探しています．それは，何個もあるはずの爪切りかもしれないし，3ヵ月前に使ったセロハンテープかもしれません．その探し物が何であるにせよ，あなたが，ふだん何か探しものをするとき，探している対象（もの）が「何かわからない」ことはまずないはずです．

たとえば，爪切りであれば，はじめから爪切りを探す気で，心あたりの場所を探すのではないでしょうか．確か，あのときソファーの前で爪を切ったな…，もしかしたらソファーの下に入ってしまっているかも？などと推理をしていくはずです．もし，ソファーにないとしたら別の推理をし，犯人を追い詰めていくことでしょう．

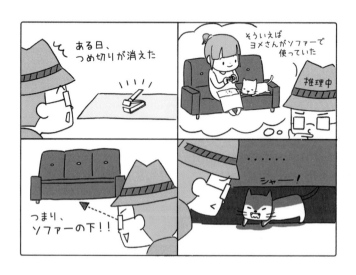

2 あなたは，本当に知りたいことを理解する必要がある

　通常，検査や，症状の聴取，フィジカルイグザミネーション（身体診察）を行うときも検査目的，つまり「何を探しているのか」がとても重要です．日常生活ですと，目的もなく，何かを探し歩くなどとこうことは，まず起こりません．しかし，これが仕事となると別です．仕事をするということは，望むと望まざるとにかかわらず一定の成果を求められることになるからです．たとえば病院であれば，患者の訴え（そこに疾患がなくとも）を解決しなければならないわけです．こうした強制力が外部から働いている状況ですと，通常起こらないことが起こったりします．たとえば検査ですと，目的のはっきりしない検査が行われたりすることになります．本来検査は，患者に起きている，あるいは起きる可能性のある問題（症状，状態や疾患）を推測して，必要な対処やケア・治療を行うために（あるいは行わないため）に実施されます．したがって，ある検査をするためには，患者の状態や状況から，適切に課題・問題（検査目的）を設定する必要があるわけです．

　ところが日常業務のルーチンはかならずしも問題の解決につながるものではありません．「いつもやっているから」という理由だけで漫然と所定のアセスメントを行っていると"適切な課題・問題設定"が抜け落ちた状態，つまり「何を探しているのかわからない探しもの」を探す羽目になります．意味もなく患者に侵襲を与え，経済的にも無駄を生じることになります．

3 ルーチン検査はゴミ箱行きであることが多い

　フィジカルイグザミネーション含む検査の目的（問題）がはっきりしないと，探し物が見つかりにくくなるだけではなく，ある問題が起こります．それは，本当は行う必要のなかった検査が増加して，逆に患者に不利益が生じてしまうとい

う問題です．ここで1つの例をみてみましょう．

・・・・・・・・・・・・・・・・・・・・

　ある研究者がICUでルーチンに行われることの多い検査項目のコストを，院内スタッフに知らせました．すると，その2ヵ月後には，なんと血液ガス分析や尿中電解質検査など，いくつかの検査の頻度が減少しはじめたのです．検査の頻度が少なくなれば，自ずと検査にかかる費用は少なくてすみます．この研究では具体的には，1人の患者あたり約9,800円のコストを削減できたようです．もちろん，ただ検査頻度を減らせればよいというものではありませんが，この研究ではICUに滞在する日数が延長してしまうこと，死亡率が増加するなどの影響はなかったことが報告されています[1]．つまり，これらの検査はおそらく必要のなかった検査であることが推測できます．

　しかも，こうした検査ですが，なんのリスクもないわけではありません．たとえば，採血ならば，読んで字のごとく，体内から血を採取する必要があります．それだけ血が失われることになるわけです．実際に，長期間ICUに入室した患者さんは，1日在室が増えるごとに3.5 mL採血量が増加し，輸血の可能性が増えたという指摘もあります[2]．こうしたことからも，検査は，問題や必要性が生じてから行ったほうがよいことがわかります．

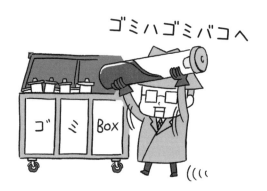

4 問題を解決するための適切な手段を 探す必要がある

　目的のないところに検査なし！ 目的のない検査・フィジカルイグザミネーションは，むしろ解釈を難しくさせ，コスト増加や患者の不利益につながる可能性が高いことをお伝えしました．では，ただ単に検査を行う目的（問題・課題設定）にたどりつけばよいのでしょうか．もちろんそうではありません．目的に見合ったアセスメント方法を選択する必要があります．検査目的，つまり知りたいことに適切にたどりつくための方法を理解するには，あなたの頭の中の構造を，少し紐解く必要があります．

· · · · · · · · · · · · · ·

　ここで，あなたに，1つ質問をします．

> 発熱があったとして，血液培養の検査をしました．この検査で，黄色ブドウ球菌が検出されたとします．このとき患者さんは，感染症にかかっているでしょうか？

　よく臨床で見かける問題ですね．このときシンプルな考え方をすれば，問題は次のようなチャートに表せるのではないかと思います．

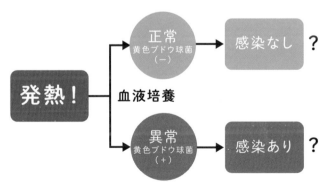

　さて，このチャートには臨床的でない点があります．それはどこでしょうか？答えは，発熱という情報だけで，いきなり血液培養の検査を行い，血液培養の結果だけで感染症か感染症でないかを判断しようとしている点です．シンプルに考えることは，物事をわかりやすくとらえるうえで，とても大切なことですが，かならずしも臨床の現実を的確にとらえているとはいえません．

　たとえば，この例だと，自己免疫疾患など炎症を伴う非感染症系の疾患，つまり感染症でない可能性も最初に考える必要があります．さらに，血液培養で検出された黄色ブドウ球菌は，皮膚でよくみられるものです．もしかしたらコンタミネーションといって，皮膚に常在する菌を採血するときに間違えて検査ボトルに入れてしまったかもしれません．このようにあまりにもシンプルに考えすぎると臨床からかけ離れた間違った筋書き，つまり課題・問題設定となってしまうことがあります．この例ですと「発熱＝感染症疑い」→「ならば血液培養！」というシンプルすぎる課題・問題設定をすることにより，「本当に知りたいこと」にたどりつけない可能性が大きくなります．

　間違えずに「本当に知りたいこと」にたどりつくためには，どうしたらよいのでしょうか．この本では「本当に知りたいこと」に適切にたどり着き，正しく症状を読み解く（検査・アセスメントを正しく選択・実践し，検査結果を解釈する）ために，

第1歩　探し物を明確にする（検査の目的をはっきりさせる）

第2歩　本当にその検査でよいか（目的にあった検査を選択する）

第3歩　検査結果を正しく解釈する（検査・アセスメントの実践）

の3つのステップにそって説明していきます．

たとえば，次のような例があったとします．術後2日目のAさんは夜中から39℃の発熱があります．この患者さんに何が起こっているのでしょうか？また，何を観察し，その結果をどのように解釈すればよいでしょうか．実は正しく病態を推理し，そして適切な身体診察をすること，そして身体診察も含めた検査の性能や性質について正しい知識を持っていれば，何が起こっているかはある程度判断することができます．それでは早速，そのための第1歩から学んでいきましょう！

第1歩
探し物を明確にする
（検査の目的をはっきりさせる）

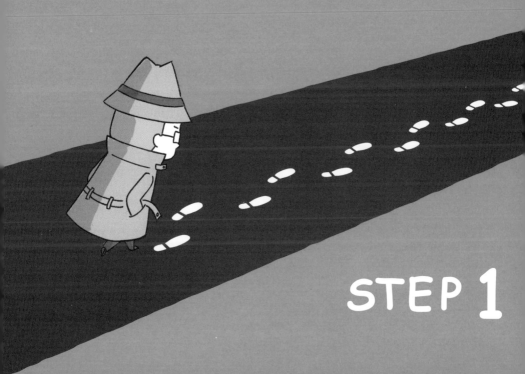

STEP 1

　第1歩では，まず探し物（目的）を明確にします．探し物を明確にすると
いっても，その答えは患者の中にあります．そのため最初にすることは，患者の
訴えに耳を傾けることになります．このときとても重要になってくるのが「看護
師の質問力」です．どのように質問し，問題や目的を明確にしていけばよいか地
図を載せておきました．この地図にそって詳しくみていきましょう．

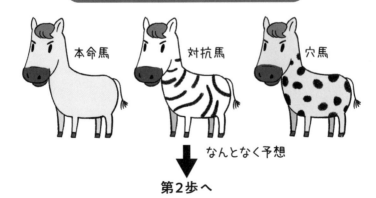

第1歩　探し物を明確にする（検査の目的をはっきりさせる）

その1：患者の訴えに耳を傾ける
広い質問から「どうしましたか？」
主訴をつかむ
症状を詳しく『LQQTSFA』

その2：ショートストーリーを作成する
重要情報をピックアップ
トレンドを意識する
必要な陰性所見も含める

その3：病態を推測して仮説をたてる
解剖イメージ＋病態
リスト化

仮説

本命馬　　対抗馬　　穴馬

なんとなく予想

第2歩へ

1 患者の訴えに耳を傾ける

ⓐ 臨床現場はまるで「わたしは誰ですか？ ゲーム」！
―看護師は質問力が大事

　まずは第1歩です．探し物（目的）を明確にする，つまり対象となる問題自体をまず明確にする必要があります．最初に患者への質問から始めますが，その過程はまるで「わたしは誰ですか？ ゲーム」に似ています．「わたしは誰ですか？ゲーム」をやったことがないという人のために，少しだけ説明をします．

・・・・・・・・・・・・・・・・・・・・・・・

　2人組でゲームをします．お題を出す「出題者」と，お題を当てる「解答者」を1人ずつ決めます．出題者は付せんに誰もが知っている人や物の名前を書きます．それを解答者のおでこに貼るところからゲームは始まります．解答者は，答えが何かわからない（しかし，確実に存在する）状態から，質問を繰り返すことによって，だんだんと「自分が何者であるか」を推測していくことになります．

　このゲーム，したことがある人なら知っているかもしれませんが，最初，「自分が何者であるか」の見当がまったくつきません．まったく見当がつかないため，多くの人が大きな漠然とした質問から始めることになります．たとえば，

「私は食べられますか？」「生き物ですか？」などの質問ですね．こうした質問を繰り返すことで，「自分が何者であるか」の可能性をしぼり込んでいきます．

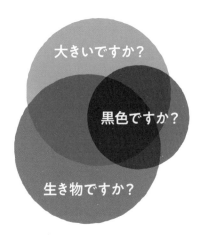

このゲームで行われたような，しぼり込み作業は，臨床で問題を解決する場合にも行います．ある疾患があるとして，その疾患がいったいなんなのか，広い範囲の質問をすることからはじめます．たとえばあなたは外来の看護師です．来院してきた患者にこれから会いにいきます．

☑ ＜質問1＞「今日は，どうしましたか？」－広い質問からスタート

はじめにする質問がこの広い範囲の質問になります．多くの場合，

> 「(今日は) どうしましたか？」
> 「どうして受診（ナースコールを）したのですか？」

といった広いある意味漠然とした質問になるのではないかと思います．そこから

始めて，患者の反応や回答から徐々に具体的な質問を加えていく．そうやって，いくつかの複数の情報を組み合わせることで，「何者であるか」をしぼり込んでいきます．では，その作業を具体的にみていきましょう．

■ ＜質問２＞「つらい嫌な症状はありますか？」－主訴をつかむ

先ほどの「どうしましたか？」といった質問に続いて，次にするべきなのは焦点をしぼった質問をすることです．特に，話を膨らませるなかで注目するのが，患者の持つ症状です．まずは，以下の表にあるような症状がないかをチェックしてみましょう．

■ 各臓器の重要症状

全身症状	心血管	呼吸器	神経
●疲労感・全身倦怠感 ●発熱・悪寒・寝汗 ●体重・食欲 ●睡眠障害 ●皮疹・紫斑	●疼痛 ●呼吸困難 ●動悸 ●発汗	●疼痛 ●呼吸困難 ●喘鳴 ●咳嗽 ●喀痰・血痰	●疼痛 ●意識消失 ●めまい ●視野障害 ●聴力 ●脱力 ●痺れ・異常感覚 ●記憶・人格の変化 ●不安・抑うつ

消化器	泌尿・生殖器	筋骨格系	
●嚥下障害 ●嘔気・嘔吐・吐血 ●消化不良・胸焼け ●疼痛・腹部膨満感 ●排便習慣の変化 ●出血	●排尿頻度 ●排尿困難 ●尿閉 ●尿量の変化 ●前立腺症状 ●月経関連症状	●疼痛 ●こわばり ●腫脹 ●機能やADLの喪失	

複数の症状が該当するかもしれませんが，そのなかでも特に，つらそうな状態の原因となっている一番の症状，つまり主訴と呼ばれる症状に関して少し詳しく聞く必要があります．たとえば，患者が特に頭を痛がっているという場合には，その訴えをもとに，より詳しく聞き出すわけです．こうした症状について，何を質問すべきなのかは，実は概ね決まっています．詳しくみていきましょう．

■ 主訴に関する必要な情報を聞き忘れないようにするにはどうすればよいか

では，主訴に関する必要な情報を聞き忘れないようにするには，どうしたらよ

いでしょうか．患者の症状を聞く機会が多い医師などは，必要な情報をもれなく収集するための魔法の言葉を使うようです．その魔法の言葉（枠組み）は，次のように LQQTSFA や OPQRST にまとめることができます．LQQTSFA や OPQRST は，どちらも同じ内容を含んでいます．ですので，基本的に覚えるべき枠組みは片方でかまいません．あなたにも，この魔法の言葉が唱えられるよう，その意味を一つ一つ説明していきます．表をみてください．L は"Location"，Q は"Quality"と"Quantity"…そうです，ただ単に，頭文字をとっただけです．もちろん英語圏の人に覚えやすいように作成されたものですので，われわれ日本語を母語とする者にとっては馴染みにくく覚えやすいとはいえませんが，最初は，この魔法の言葉をメモに書きとめ，患者のそばに行くようにするとよいでしょう．繰り返し質問するうちに，抜け落ちなく症状を聴取できるようになっているはずです．

■LQQTSFA

L	Location（部位）	どこに症状がありますか？
Q	Quality（性状）	どういう症状ですか？
Q	Quantity（程度・強さ）	どの程度の症状ですか？
T	Timing（時間経過：発症時期，持続時間，頻度，変化など）	いつから，どれくらいの頻度で，どれくらい症状は続きますか？また，時間経過とともに変化しましたか？
S	Setting（発症状況）	どういう状況で発症しましたか？
F	Factors（寛解・増悪因子）	どういうときに症状がよくなりますか？どういうときに症状が悪くなりますか？
A	Associated symptoms（随伴症状）	他に症状はありますか？

　ちなみに，LQQTSFA 以外の質問の枠組みである OPQRST では，Onset（発生状況），Palliative, Provocative（寛解・増悪因子），Quality, Quantity（性状，程度・強さ），Region, Radiation（部位，放散痛），Symptom（随伴症状），Time course（症状の経過）の頭文字になります．

■ SAMPLER で抜けなく周辺情報を聴取する！

　主訴以外にも患者さんに起きていることを推測するうえで，知っておいたほう
がよい情報があります．以下の SAMPLER は，特に救急外来（一般外来）などで
は忘れずに聞き出すべき情報ですし，入院している患者さんであれば，カルテに
かならず情報があるでしょうから，受け持ち前に確認しておくに越したことのな
い情報になります．

■ SAMPLER

S	Sign and symptom（症状と所見）（→LQQTSFA で詳しく聞こう）
A	Allergy（アレルギー）
M	Medication（内服薬）
P	Past medical history（既往歴）
L	Last meal（最後の食事）
E	Event/Environment［現病歴 / 状況や環境因子（酒・タバコ含む）］
R	Risk factors（疾病のリスク因子）

2 主な症状と経過を含めた ショートストーリーを作成する

　LQQTSFA のようなショートストーリーのための羅針盤を使用して，主訴に関しては詳しく，全体像に関してはぼんやりと必要なお話を聞いたら，早速ショートストーリーを作成してみましょう．とはいっても，何も難しいことはありません．おそらく，すでに働いている看護師ならば，みな，こうした物語の作り手になっているはずです．ここでは次のような症例をもとに，学んでみましょう．

ⓐ ショートストーリー作成の練習

> 72 歳女性．既往に高血圧，糖尿病がある．朝食後，運動中にみぞおちあたりの違和感を自覚した．安静にしていたが，改善しなかったため，近医かかりつけクリニックを受診した．あなたはクリニックの看護師で，最初に対応することになった．

・・・・・・・・・・・・・・・・

　（あなた）今日はどうされたんですか？

　（患者）朝食後，運動中にみぞおちあたりの違和感を感じて，心配になってきました．

　そうですか，それは心配ですね．もう少し詳しく症状についてお聞かせください．どのあたりに違和感がありますか？ 指を差せますか？

　このあたりです（手のひらで，みぞおち周辺を回すように）

　どのような違和感ですか？ いつから症状があるのですか？ また，今までにもこうした症状は経験したことありますか？

締めつけるような感じです．ここに来る前に 10 分くらい様子をみていたのですが，よくならなくて来てみました．こんな感じは初めてです．

症状はずっと同じ程度で続いていますか？ 朝食を食べたあと，運動中に症状を自覚したとのことですが，運動をやめたら楽になるようなことはありませんか？

いいえ，横になって休んでいたんですが，症状が変わらなくて心配で…締めつけるような違和感が同じようにずっとあります．

なるほど，それは心配ですね．ちなみに，肩のあたりに広がっていくような痛みとか，そのほかに症状はありませんか？

ないです．

・ ・ ・ ・ ・ ・ ・ ・ ・ ・ ・ ・ ・ ・

　この会話をもとにショートストーリーにして医師に報告すると，次のようになります．

> 先生報告があります．今受診に来た患者さんのことです．72 歳の女性で，既往に高血圧，糖尿病があります．朝食後，運動中にみぞおちあたりの違和感を自覚したそうです．安静にしていたのですが，改善しなかったため受診したとのことです．締めつけるような違和感で，10 分程度持続しています．放散痛などの随伴症状はありませんでした．いま別室でバイタルサインと心電図をとっています．すぐに診察してもらいたいのですが，よろしいですか．

　要するにショートストーリーの作成では，誰かに報告するつもりで，いくつかの症状の状況・経過を簡単に要約することになります．1〜2 分以内で報告できるくらいの長さに，まとめてみるのがよいと思います．LQQTSFA で聞いた主訴を中心に重要性の高い情報のピックアップがうまく行われれば，そこには大切なことが概ね含まれていることになります．しかも，短くまとめたために，ぼんや

りとしてはいますが，全体像をつかむことができるようになるわけです．つまり，誰か他人に説明しようとして作成されるショートストーリーには，問題を明確化していくための，①症状の要約（ピックアップ），②時間の流れ（経過）の可視化という2つのポイントを含めることが重要となります．

①症状の要約

②時間の流れの可視化

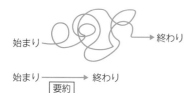

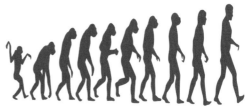

特に，②の時間の流れの可視化は非常に重要です．たとえば，痛みがある患者がいるとして，その症状はずーっと続いているのか，だんだんとひどくなってきているのか，前にも同じようなことがあったのかなど，症状の強度の変化に関するトレンドを意識しながらショートストーリーを作成します．トレンドというのは過去から近い将来に向けての傾向のことで，言い方をかえると「症状はだんだんどうなってきているか」ということです．このトレンドを意識することで，あれ？ やばそうかな？ だんだん悪くなってきているし…，などの近未来の予測情報を得ることができるようになります．

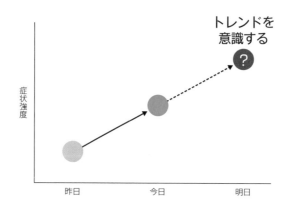

また，症状の出現のしかたと，その持続のしかたからも，疾患を推論するためのヒントがたくさん隠されています．たとえば「トイレに行ったときに」「新聞を読んでいたら」など，瞬間的に突然痛みが出現するタイプの疾患は限られています．その場合，交通事故などの外傷でなければ（内因性の疾患であれば），心筋梗塞や脳卒中などの血管が「裂ける」「閉塞する」タイプの病気を疑うきっかけになります．

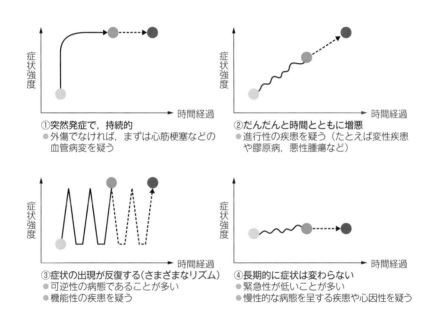

①突然発症で，持続的
　●外傷でなければ，まずは心筋梗塞などの血管病変を疑う

②だんだんと時間とともに増悪
　●進行性の疾患を疑う（たとえば変性疾患や膠原病，悪性腫瘍など）

③症状の出現が反復する（さまざまなリズム）
　●可逆性の病態であることが多い
　●機能性の疾患を疑う

④長期的に症状は変わらない
　●緊急性が低いことが多い
　●慢性的な病態を呈する疾患や心因性を疑う

　もちろん最初から，エキスパートのように重要な情報をもれなくピックアップすることも，わかりやすく要約することも，経過をわかりやすくまとめることもできないかもしれません．しかし，そこは繰り返し物語を作成することで上手になっていきます．場合によっては，先輩などにショートストーリーを聞いてもらって意見をもらう，という訓練を行うのもよいかもしれません．

ⓑ ワンフレーズ化

　ショートストーリーによって，あなたは，ぼんやりとした全体像をつかむことができるようになったはずです．そこには，重要情報が要約され，時の流れも可視化されています．続いて行うことは，このショートストーリーから，問題や疾患を匂わせるフレーズを探すことです．探すといっても，感覚的には，この患者さんを簡単な一文（ワンフレーズ）で説明するという感じになります．先ほどの事例をもとにすると，以下のようになります．

 事 例

> 72歳女性．既往に高血圧，糖尿病がある．朝食後，運動中にみぞおちあたりの違和感を自覚した．安静にしていたが，改善しなかったため受診した．締めつけるような違和感で，10分程度持続している．放散痛など随伴症状はない．
>
> ↓
>
> **ワンフレーズ**　**高血圧，糖尿病の既往のある高齢女性の，運動中に発症した上腹部～胸部の持続的絞扼感**

　やや強引にワンフレーズ化するとある疾患の匂いがしてきますね．心筋梗塞などいくつかの疾患が浮かびます．ワンフレーズを作成するときのポイントですが，中心となる症状に着目することです．今回の患者ならば「胸部の絞扼感」です．そこから少し広げて，その中心となる症状をいろどるようなフレーズを探します．今回ならば「運動中」「持続する症状」でしょうか．こうした主症状とそれをいろどるフレーズから，とりあえず検索用のワンフレーズを作成してみましょう．ちなみに，このとき注意してもらいたいポイントがあります．症状などの所見は大きく分けると，

- 必要な陽性（ある）所見（pertinent negative history）
- 必要な陰性（ない）所見（pertinent positive history）

の2つに，分けることができます．この「○○がない」という情報が特に重要な場合があります．今回の例ですと，放散痛などの随伴症状がないなどがこれにあたります．こうした「ない」系の情報は，時に非常に重要ですが，症状などがないだけに見落とされがちです．ワンフレーズ化するときには，こうした「ない」系の情報を注意して入れるようにしてみましょう．

3 病態を推測して仮説をたてる

ⓐ 問題（検査目的）のキーワード検索とリスト化

　重要なフレーズを見つけることができたら，続いて行うことは，そのフレーズから可能性のある問題や疾患をリスト化することです．たとえば，先ほどのショートストーリーの例をもとに考えてみましょう．

> **ワンフレーズ** 高血圧，糖尿病の既往のある高齢女性の，運動中に発症した上腹部〜胸部の持続的絞扼感

　このショートストーリーの場合，「突然発症」「短期間ではあるが持続している」「胸部の絞扼感」「高血圧や糖尿病の既往」「閉経後の女性」などのリスク因子のキーワードが思いつきます．このキーワードをもとに，いくつかの疾患や問題となる状態を思い浮かべてみましょう（「キーワード検索」）．検索サイトで検索するように，今，頭の中にある問題や疾患を思い浮かべて，リストを作ります．このとき大切なのは，この検索サイトにどのような情報が入っているかです．つまりデータベースの性能です．このデータベースに，知っておくべき解剖生理や疾患や問題が入っていなければ（知らなければ），せっかく重要な症状や身体所見を見つけたとしても，その後の問題・疾患リストを作るためのキーワード検索でちっとも引っかからないということになってしまいます．

　この疾患や臨床で起こりやすい問題を覚えていく作業はとても大変ですが，とても重要です．もし，そんなに頑張れないということであれば，少なくともあなたが働いている職場（病棟や外来）で出会う可能性の高い，もしくは可能性は低いけれど危険ないくつかの疾患や問題については覚えておく必要があります．

　次に，キーワード検索によって，検索された問題や疾患を頭の中でリスト化し

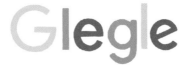

■ あなたのデータベースの性能は？

Glegle

胸痛　突発発症 🔍

心筋梗塞
大動脈解離…etc

ショートストーリー → キーワード検索

ます．このキーワード検索とリスト化を行ううえでいくつかのポイントがあります．その1つが症状のある部位の上下左右にどんな臓器などの構造物があるかイメージしながら，疾患のリストを作成することです．ようするに，構造物をイメージしてリストをつくるということです．

ⓑ 構造物をイメージして抜けなくリスト化する

　早速，先ほどから何度も登場している，胸部の絞扼感を訴えた女性の例で考えてみましょう．「上腹部〜胸部」には何がありますか？ 心窩部を中心に上下左右にはどんな臓器がありましたか？ 次ページの図を見ながら考えてみましょう．

　たとえば心窩部には心臓がありますね．その左右に肺や胸膜があります．横隔膜を経て下に目を向けてみましょう．胃や十二指腸，肝臓，膵臓などの消化に関わる臓器がありますね．また，心臓の上のほうには大動脈や大静脈，肺動静脈などがありますね．症状がある部位の前後や上下左右に何があるのか，こうした人体解剖上の構造物をイメージして，その構造物のどこかに何か問題が起きている

■ この辺が締め付けられる？

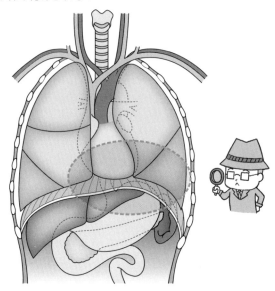

のでは？　と考えていくことにより，頭の中のデータベースから効率よくリスト化できるようになります．

　また，正面から見た構造物のイメージだと，隠れていてイメージしにくい構造物もあります．そんなときは，症状が起きている部位で体を輪切りにしてみるとよいです．輪切りのイメージがしにくい人は無理しなくてもよいですが，こうするとさらに詳細にイメージしやすくなります．

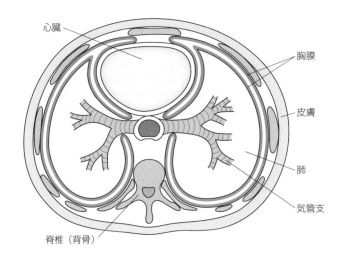

　先ほどの女性の例で再度考えてみましょう．心窩部の少し上で輪切りにしてみます．上の図を見てください．心窩部の表面に一番近いところには皮膚，その下には肋骨や神経，その内側に胸膜，肺，気管支，心臓や縦隔，食道や脊椎などもありますね．これをイメージできると，そこに症状の原因があるのではと想像することもできます．たとえば，ひとえに胸の痛みといっても，帯状疱疹のように神経の痛みが原因のこともあります．また，肋骨の痛みを表現していることもあるわけです．したがって，この図をイメージできていれば，胸痛で患者が来ても胸部の触診を行い，体表から圧迫を加えると痛みが出るという症状があった場合には原因を推測しやすくなるのではないかと思います．圧迫で再現性のある痛みの場合，体表面に近い皮膚や神経，骨などに問題があることが多く，心筋梗塞のリスクは少なくなります．

ちゃんとするなら VINDICATE ？

　さらに詳しくというか，抜けなくリスト化したいという方に向けて追加の知識をお教えします．それは，またもや魔法の言葉です．ここまで読んでいただいた皆さんにはすでに，おわかりかと思いますが，私が魔法の言葉，呪文などというときには，それは英語の頭文字をとった略語を意味しています．今回は VINDICATE です．詳細は，以下の表をみていただければと思います．

■ 何が起きているのかを手助けする VINDICATE

V	Vascular	血管性
I	Inflammatory	炎症
N	Neoplasm	悪性腫瘍
D	Degenerative	変性
I	Intoxication	薬剤性
C	Congenital	先天性
A	Autoimmune/Allergy	自己免疫 / アレルギー
T	Trauma	外傷
E	Endocrine	内分泌

　この VINDICATE，何が起きたかを考えるサポートしてくれる頭文字です．先ほどの症状周囲の構造物をイメージして得られた情報に，この VINDICATE を組み合わせれば，「どこで，何が起きているか」を解き明かすヒントになります．先ほどの例であれば思い浮かぶ構造物は，心臓，肺，気道，皮膚，肋骨，縦隔，胸膜，横隔膜，食道，胃，十二指腸，肝臓，胆嚢，膵臓，大動脈，大静脈，肺動静脈，脊椎などとなります．そして，そこで VINDICATE の何らかの問題が起きていることに注目することになります．たとえば，構造物の心臓と Vascular（血管

性）であれば「心臓の血管性＝心筋梗塞などの急性冠症候群」が思い浮かびますし，大動脈ならば「大動脈解離」などを思い浮かべる手助けになります．

　ただし，前述のLQQTSFAと同様，日本人，特に英語に親しみのない方（私も含む）には，いささか覚えにくいとしか言いようがありません．どうせだったら，日本語の語呂合わせを誰か考えてくれないかなと他力本願で祈るしかありません．また，抜けなくリスト化するためにVINDICATEは作成されているので，「看護師はどうしても覚えたほうがよい」という性質のものではないことを付け加えておきます．こうした考え方もある，というぐらいに知っておいていただければと思います．

ⓒ　リストから本命を！　正しい疾患の診断よりも"あぶない"疾患を！

　先ほどの胸部の絞扼感を訴えた女性の事例から，私の思いつくかぎりの疾患を「救急救命センター杯」と称して次ページにリストアップしてみました．リスト化するときには，フレーズ化した文章から重要キーワードを見つけ検索すること，特に身体の解剖をイメージしながらそこにどんな疾患が潜んでいそうかを考えます．特に解剖と何が起きているのかを手助けするVINDICATEを組み合わせると詳細にリスト化することができます．

第38回 救急救命センター杯

枠番	馬番	診断名	○山○夫	×下○子	○島×夫	○木○樹
1	1	食堂破裂				▲
1	2	胆嚢炎				
2	3	急性冠症候群	◎	○	△	
2	4	肺塞栓		○		△
3	5	緊張性気胸			▲	
3	6	胸膜炎		△		
4	7	胃潰瘍				
4	8	十二指腸潰瘍				
5	9	大動脈解離	◎	◎	◎	
5	10	虫垂炎	○	○		
6	11	肋間神経痛				
6	12	不定愁訴				
7	13	十二指腸穿孔				
7	14	逆流性食道炎	△		▲	
7	15	胆石症				
8	16	急性膵炎				◎
8	17	救外に会いにきた				
8	18	心膜炎	▲			

本命馬　　対抗馬　　穴馬

なんとなく予想

　このリストは私が適当に思い浮かべただけですので，正しいかどうか…，おおめにみていただければと思います．とにかく，こうしたかたちでとりあえずリスト化できたら次にやることは，その思い浮かべたリストの中から，それらの疾患の可能性がどれくらいありそうなのかを考え，次のように本命馬，対抗馬，穴馬といった感じに自分の中で予想をたててみることです．

- **本命馬**→いちばん可能性が高いもの
- **対抗馬**→本命馬ほどではないが可能性が高いもの
- **穴　馬**→可能性は低いが危険なもの，かならずチェックすべきもの

　この本命馬を決める過程で重要なポイントを説明します．まずは一般的に，①その病棟で出会う可能性の高い疾患や問題からリストにすることが重要です．そ

の次に，②抜け落ちてはいけない危険な疾患はかならず覚えてリストに含めることが大切となります．ですので，③可能性のある疾患や問題をすべてあげる必要はないことになります．この①②③を頭の片隅に置いて，リストを作成してみてください．ほとんど出会わないような疾患について必死に学び，頭の中のデータベースの容量を消費することはありません．最近は，どこでもインターネットに接続できます．もし仮に，不思議な症状やあまりみたことのない所見，検査結果に出会っても恐れることはありません．そうです！ネット検索してみましょう．今やネット検索を行わないことは死活問題なのです！

　また，この本の読者の大部分は看護師のみなさんかと思います．なので，誤解を恐れずにいえば，疾患を正確に診断する必要はありません．むしろ正しい疾患の診断よりも，特に"あぶない"疾患を見落とさずにスクリーニングする役割に，重きをおくほうが重要ではないかと思います．これは具体的にはどういうことかというと，そうですね，今回の例ならば，はじめに肋間神経痛や逆流性食道炎を思い浮かべるよりも先に，思い浮かべなければならないものがあるということです．私ならば，急性心筋梗塞を含む急性冠症候群などを本命に，対抗馬としてありそうな急性膵炎，穴馬に大動脈解離や肺血栓塞栓症などの「命に関わりそうな疾患」または「よく出会う疾患」を選択するかもしれません．そうやって先に危ない疾患や問題を評価することで，予測が外れていた場合にも，再度ゆっくりと本命馬，対抗馬，穴馬を決め直して，もう一度チャレンジできるようになります．

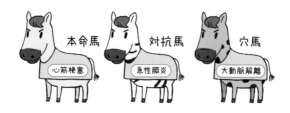

本命馬　心筋梗塞　対抗馬　急性膵炎　穴馬　大動脈解離

　仮説のリストができたら，次は仮説の検証を行います．この検証で必要になるのが，検査や身体診察になります．

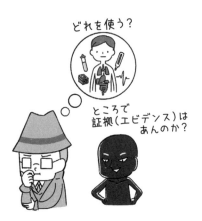

4 仮説の検証！ その前に危機察知！ バイタルサインを軽視するなかれ！

　先ほど，問題を明らかにする過程で診断リストを作成する場合に，看護師であれば「疾患を正確に診断する必要はない．むしろ正しい疾患の診断よりも，特に"あぶない"疾患を見落とさずにスクリーニングする役割に，重きをおくほうが重要である」とお伝えしました．このあぶない疾患を見落とさずにスクリーニングするうえで，とても重要なことがあります．それはバイタルサインです．看護師ならば，慣れたものでしょうが，バイタルサインなどの全身状態の把握は，患者の訴えに耳を傾けながら行う必要があります．つまり，第1歩の初期段階で並行しながら行うことが重要です．第2歩の説明を始める前に，このバイタルサインの評価の重要性とやり方に関して，少し話をさせてください．

第1歩　探し物を明確にする（検査の目的をはっきりさせる）

差し迫る命の危険はない？

その1：患者の訴えに耳を傾ける
広い質問から「どうしましたか？」
主訴をつかむ
症状を詳しく「LQQTSFA」

並行しながら行う

全身状態の把握
バイタルサイン
生理学的評価

その2：ショートストーリーを作成する
重要情報をピックアップ
トレンドを意識する
必要な陰性所見も含める

A：気道　　B：呼吸

その3：病態を推測して仮説を立てる
解剖イメージ＋病態
リスト化

C：循環　　D：意識

仮説

本命馬　対抗馬　穴馬

なんとなく予想

第2歩へ

ⓐ 今さらだけど，バイタルサインってなんだ？

　バイタルサインは何気なく使われるカタカナ英語です．もともとの英語では vital sign と書かれます．vital は生命を，sign は徴候を指す言葉です．生命徴候を指す生理学的な指標，つまり血圧や脈拍，呼吸数，体温，SpO_2 や，最近では痛みなどがバイタルサインであるとされています．徴候というとなんだか難しく聞こえますが，「しるし」や「きざし（前ぶれ）」ととらえるとわかりやすいかと思います．つまりバイタルサインとは，簡単に言ってみれば「眼前の人が生きているしるし」としてとらえることができるわけです．したがって，バイタルサインに異常があれば，その生命に何らかのイベントが起こる前ぶれと考えることができます．先輩が口を酸っぱくして「で，バイタルは？」と聞くのはそういう意味があったのですね．ですので「あぶないバイタルサイン」「生理学的な不安定さ」があれば，「問題は何か」を考えるよりも先に，「バイタルサインの安定化」を目指す必要があります．そのうえで治療と並行して「問題は何か」を考えていくことになります．

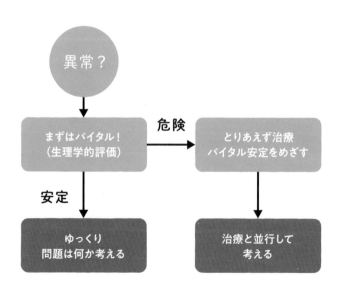

ⓑ 予期せぬ急激な患者状態の変化はほとんどない

では，あぶないバイタルサインとは何なのでしょうか？

海外では，かなり以前から，急変前の徴候に着目して，それに対応する研究が行われています．ここで1つの例を出してご説明します．一般的に院内急変患者の予後は悪いことが知られています．特に，不幸なことに心停止の状態で発見された場合には，社会復帰がとても困難な状況となるようです．米国の2000〜2009年の10年間に561病院で起こった76,835件の心肺停止のうち，生きて退院できる可能性はおおよそ10%であったという報告もあるぐらいなのです[1]．院内急変の心肺停止は1/10しか生存の見込みがないというデータです．とても深刻なデータであると思います．ですので，心停止に陥る前に，こうした「あぶない患者」を発見することは重要だといわれています．

そして，よく心肺停止の前6〜8時間くらいから何らかの症状や徴候を示しているなどといわれています．たとえば，心肺停止の患者の70%は，心肺停止する8時間より前に呼吸器症状（呼吸数増加，SpO_2低下）などの異常所見を呈しているようです[2,3]．他にも，ある研究では24時間前からすでに何らかの急変の徴候がみられたという報告もあるくらいです．

ⓒ ぱっと見の印象：ABCDの評価

危険なサインを抜けなく発見するためには，バイタルサインを測定し，ぱっと見のABCDを評価する必要があります．ABCDとはA：気道，B：呼吸，C：循環，D：意識のことで，ここに問題がなさそうかをバイタルサインを含め判断する必要があります．ぱっと見の判断ですから，簡単にみるだけで構いません．

たとえば，次ページに示すABCDの所見があるかないかをみるだけでもよいのです．明らかな異常があれば，原因を考えるよりも先に蘇生などの生命活動をサポートする必要があります．

> **A：気道**　「発語があるか」を判断するだけでも OK，聴診しなくとも聞こえる副雑音
> **B：呼吸**　明らかな頻呼吸や呼吸停止，SpO_2 の低下，チアノーゼ，呼吸困難感など
> **C：循環**　チアノーゼ，意識の低下，頻脈，不整脈，血圧が低く橈骨動脈が触れない，冷や汗など
> **D：意識**　意識清明でない，不安そう，いつもと違うなど

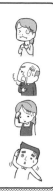

ⓓ　血圧より呼吸？

　とはいえ，バイタルサインであれば，どれくらいの値から注意する必要があるのでしょうか．そして，血圧，呼吸数，SpO_2，体温などいろいろな値がありますが，どのバイタルサインに最も注意する必要があるのでしょうか？　注目すべきは呼吸数です．22/ 分以下であれば心停止の危険が少ないこと，30/ 分以上なら心停止の危険性が急に上がっていくことがわかっています[4]．頻脈や血圧（高いほう）ではこうした傾向はみられないので，血圧や体温，SpO_2 よりも呼吸数23/ 分以上（特に 28/ 分以上）は危険なバイタルサインであるといえます[5-7]．

ⓔ　危険予知スコアでリスクを評価

　NEWS スコア（National Early Warning Score；早期警告スコア）は，イギリスで発祥した，複数のバイタルサインの評価項目を点数化して重症度を分類するスコアです．次ページの表を見ての通り，呼吸数など難しい観察を必要としない指標のみで評価されるため，簡便に実施できるメリットがあります．

■ NEWS スコア

	3	2	1	0	1	2	3
呼吸数	≦8		9~11	12~20		21~24	≧25
SpO$_2$ (%)	≦91	92~93	94~95	≧96			
酸素投与		Yes		No			
体温 (℃)	≦35.0		35.1~36	36.1~38	38.1~39	≧39.1	
収縮期血圧 (mmHg)	≦90	91~100	101~110	111~219			≧220
心拍数	≦40		41~50	51~90	91~110	110~130	≧131
意識状態				清明			意識障害

スコアの合計により，正常0点，要注意1~4点，危険5~6点，超危険7点以上となり，以下のよう点数ごとにとるべき対応を変えることになります．特に5点以上は何らかの対応が必要とされています．

■ NEWS スコアの点数別対応

NEWS スコア	モニタリング頻度	臨床的介入
0点	最低12時間ごと	経過観察
1~4点	最低4~6時間ごと	他の医療スタッフに報告・相談 観察強化
5~6点（もしくは1項目でも3点以上がある場合）	最低1時間ごと	急変対応チームの要請 急変しうる病態かどうかを判断 HCUへの移動
7点以上	持続的モニタリング	熟練した急変対応チームを即座に呼ぶ 緊急性の評価を行う ICU等の高度ユニットへ

体温は，高いより低いが危険

　体温の異常といえば発熱を思い浮かべる人も多いと思います．ですが，実は危険なのは発熱だけではありません．むしろ発熱よりも，体温が低いことのほうが問題となる場合もあります．実際，ICUにおける低体温は院内死亡と関連があるといわれています．たとえば，ICUに入室した感染症患者29,083人と非感染症患者239,995人の体温と死亡率を調査した研究によると，両群の36.4℃以下の低体温と，非感染症患者群の39℃以上の発熱で病院死亡率が増加していました[8]．つまり，感染症ならば高体温よりも低体温に注意を払ったほうがよいというデータです．体温が高いことばかりに目が行きがちですが，皆さんお気をつけくださいね．

第2歩
本当にその検査で
よいか
（目的にあった検査を選択する）

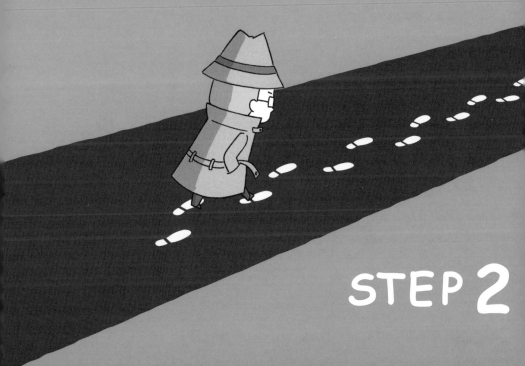

STEP 2

　ここまで，問題を同定するためのショートストーリーの作成方法と問題のリスト化について説明してきました．また，それと同時に「今」目の前に迫る危険はないか判断する方法もバイタルサインを中心に説明してきました．生理学的な異常（＝危険な状態）がないかを ABCD で評価し，特に呼吸数に異常はないかを強調しましたね．ここからは，先ほど問題を同定しリスト化したものが，推測通り本当にあっているかを検査するステップです．

　検査といっても看護師ですから，身体診察や追加で症状を聞き出すということが多いのではないかと思います．とはいえ，それらも広義の検査といえます．ですから，身体診察の結果分析，つまりフィジカルアセスメントを正しく行うためには，検査の特性や性能を評価する方法を知っておいたほうがよいのです．身体診察や検査に使われない，振り回されないためにです．では，そうした検査の特性や性能を考えるやや難しい話をしていこうと思います．皆さんに知ってもらいたいポイントは次の 3 つです．

---

①事前確率？　事後確率？

②感度，特異度から尤度比を導く．

③ノモグラム×尤度比＝事後確率

　「なんだか難しそう」「難しい話はちょっと」という方も，とても大切なことですので，いったんはチャレンジしてみてください．

第1歩　探し物を明確にする（検査の目的をはっきりさせる）

差し迫る命の危険はない？

その1 :	患者の訴えに耳を傾ける 広い質問から「どうしましたか？」 主訴をつかむ 症状を詳しく「LQQTSFA」

並行しながら行う

**全身状態の把握
バイタルサイン
生理学的評価**

その2 :	ショートストーリーを作成する 重要情報をピックアップ トレンドを意識する 必要な陰性所見も含める

その3 :	病態を推測して仮説をたてる 解剖イメージ＋病態 リスト化

仮説

A：気道 　**B：呼吸**

C：循環　**D：意識**

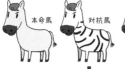
本命馬　対抗馬　穴馬

なんとなく予想

第2歩　本当にその検査でよいか（目的にあった検査を選択する）

1. 検査の確率論的な考え方を知る

　①事前確率？　事後確率？

　②感度，特異度から尤度比を導く＝事後確率

　③ノモグラム × 尤度比＝事後確率

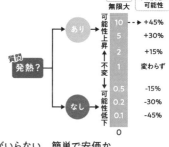

**2. 検査に振り回されないために考慮すべき4つの
ポイントをチェックする**

　①正確性：どれくらい正確に当てられるか

　②信頼性：誰が使っても同じような結果になるか

　③効率性：覚えやすくてテストの時間が短い，道具がいらない，簡単で安価か

　④有効性：上記①～③の基本的性能に加えて，医療者の行動（治療方法含む）や患者の
　　　　　健康状態へ良い影響を与えるか

3. 検査×検査で真理に近づく

　事前オッズ ×LR×LR

4. 直感をプラスする

第3歩へ

1 検査の確率論的な考え方を知る
－仮説を検証するためのツール

ⓐ 検査（身体所見）は大きく分けると2種類！：見つける検査と頻度をみる検査

　検査を大雑把に2つに分けるとしましょう．1つめは，内視鏡検査で胃潰瘍を見つけるように，原因がこれだと突き止めるものです．2つめは，血圧や体重のように状態の程度をみるもの，すなわち数値に相対的な意味があるものです．といっても多くの検査は，1つめの機能と2つめの両方の機能を備えているものがほとんどです．そうした場合，正常と異常をはっきりと分けるというよりは，あ

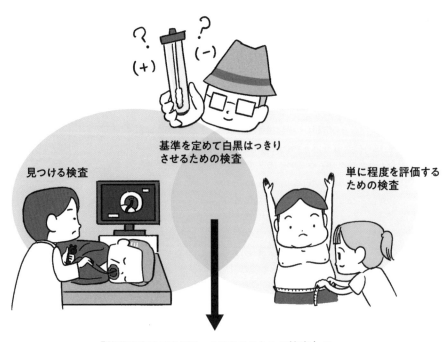

(+)　(−)

基準を定めて白黒はっきり
させるための検査

見つける検査

単に程度を評価する
ための検査

「基準を定めて白黒はっきりさせるための検査」の
性能を理解するには，確率論を知る必要がある

る基準となる数値の範囲（多くの人がそうなる値）を定めて，その範囲からの逸脱の程度で問題の程度を判断し，診断を下すことになります．その範囲を「正常値」や「基準値」と呼んでいます．ここからは検査が，正確に白黒をつける能力がどれくらいあるのか判断する方法について説明します．検査が，正確に白黒をつける能力は，確率論に基づいて評価されています．

ⓑ 検査は可能性（確率）を変化させるツール！

人工呼吸療法中の患者さんの SpO_2 値が時間をかけてだんだんと95%くらいまで下がってきています．呼吸音は副雑音で連続性ラ音が聞こえていますし，人工呼吸器モニターの呼吸波形はギザギザとしたノコギリのような波形になっています．右下肺の呼吸音は減弱しています．この症状ならと気管吸引を行ったところ，「やっぱり」痰が取れました．

◻ 「やっぱり」を深堀りする

なぜあなたは「やっぱり」と思ったのでしょうか．副雑音として連続性ラ音が聴取されていたからでしょうか．それともモニターの呼吸波形のギザギザと震えたような波形になっていたからでしょうか．

確かに，今，例に出てきた所見はすべて人工呼吸中の患者に「痰」があるときにみられる所見です．でもそれはどれくらい確かな情報なのでしょうか．連続性ラ音が聴取されれば，何%くらいの確率で痰が吸引できるのでしょうか．また，モニターの呼吸波形にギザギザがあれば，何%の確率で痰が吸引できるでしょうか．これから説明することはそうした疑問に答えるための知識です．

1）一般的な確率の話

まずは一般的な確率についてのおさらいです．青い玉と白い玉が5個ずつあります．その中から目をつむって1つ取り，袋の中に入れます．袋の中の玉が

青である確率は 50％，白である確率は 50％です．でも病院では，患者は袋でも
ありませんし，ましてや本当に病気だけをひき抜くなんてことはできません．で
すので，違う方法で可能性を推測する必要があるわけです．

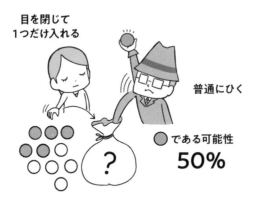

**目を閉じて
1つだけ入れる**

普通にひく

⬤ **である可能性**

50%

2）なんとなく医療的な確率の話

　ではこれを医療の世界に落としていきましょう．先ほどの例の，袋は患者の体
のイメージです．そして，青い玉や白い玉は医療者が推測している疾患名や原因
になります．先ほどの人工呼吸中の「痰」の例ならば，SpO_2 を低下させている
原因として青い玉や白い玉は「痰」や「胸水」「無気肺」といったものになるで
しょう．では，ここで，より詳しく事例を用いて説明していきます．

　たとえば，あなたは，この患者の症状はおそらく 50％くらいの可能性で痰か
なと考えたとします．それとともに，胸水ってことも 20％くらいの可能性であ
りそうだな，いや待てよ，単なる無気肺じゃない？ じゃ残り 30％の可能性か
な，などなどです．とりあえず，そう考えたとします．いつもなら具体的な数
字，たとえば 30％などとは考えないかもしれません．ですが，きっと頭の中で
は，概ね痰かななどと考えているのではないかと思います．これを先ほどの袋の
イメージに置き換えるとわれわれ医療者の頭の中には，痰の玉が 5 個，胸水の
玉が 2 個，無気肺の玉が 3 個ある状態になります．

　この頭の中の複数の玉の中から，玉を見ないように 1 つだけ袋に入れたとし
ます．

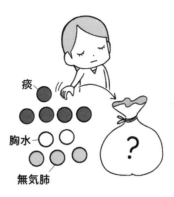

　袋の中にたまたま（玉だけに…笑）痰がある可能性は50%になります．つまり，

袋の中身は，

①痰（●）5個 / 全10個………50%

②胸水（○）2個 / 全10個……20%

③無気肺（○）3個 / 全10個…30%

　この痰である確率50%を，専門用語で「検査前確率」と言います．検査を行う前に，ある疾患である確率のことですね．しかし，事前の確率が50%であることはわかっても，袋の中に本当に痰の玉が入っているのか，わたし（医療者）にはわかりません．

　検査では，まず可能性の高い痰かどうかを検査するのが効率的です．もちろんいきなりサクションをという手もあり得ますが，サクションは侵襲的な手技です．できるだけ患者の苦痛を少なくしたいものです．そこで，ある磁石を使って袋の中に何が入っているか，玉が磁石にくっつくかどうかをテストすることにしました．このテストで使用される磁石（ツール）が，医療の世界でいえば「検査」や「身体診察」になります．

　このツールの性能は下の図の①②という感じでした．さて，このテストは「痰かどうか」を判断するうえで信頼できますか，できませんか．たとえば，実際にテストをしてみた結果，なんと何も手についてこなかった…という場合，どう考えればよいでしょうか．このなぞをとくためには，テストの信頼性を測る指標として感度，特異度，尤度比と呼ばれるものを考える必要があります．

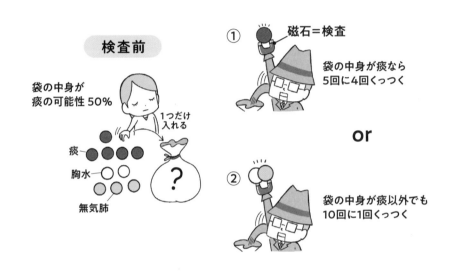

ⓒ　本物と偽物を見分ける目：感度・特異度

　ほら，やっぱり難しい言葉がでてきた．そう思ったあなた．もう少しだけ読んでいただけないでしょうか．難しい言葉を使っていますが，そんなに難しくはないのです．まずは，このうち感度と特異度の意味について，一歩踏み込んで説明しましょう．

　さきほどの，痰の例を再度考えてみましょう．先ほどの検査をわかりやすくするために，次のような状況を新しく作りました．

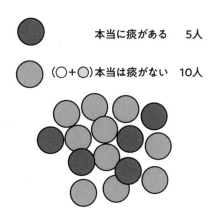

本当に痰がある　5人

（○+○）本当は痰がない　10人

	痰あり	痰なし
検査陽性（磁石にくっつく）	4	1
検査陰性（磁石にくっつかない）	1	9

🔲 感度＝本物を本物であると見抜く能力

　まずは感度の説明です．感度とは本物の疾患がある人のうち検査によって，疾患ありとされる割合をいいます．今回の痰を見抜く検査では，感度は，本当に痰があった人だけを対象に検査をしたら何人（何％）痰があると当てられるかをみていきます．したがって，感度の高い検査ならば，本物を本物として見分けることができることを意味します．

　今回の検査は，5回に4回見抜ける検査でしたね．ですので，感度は4/5で80％ということになります．つまり，本当に痰がある状況であれば80％の可能性で痰があると判別されることになります．しかし，20％は間違えてしまいます．この本物を偽物と間違える割合を偽陰性といいます．ただし，間違いのない検査はありません．なので，こうした検査を使うときは逆の発想をします．それは次のような発想です．もし仮に感度が高い検査が「陰性（偽物，疾患なし）であった場合，本物でない（ルールアウト），つまり偽物である可能性が高い」．本物を見抜く目がある検査だからこそ，違うという結果が信頼できるというわけです．

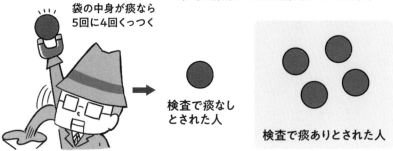

感度（sensitivity）：80%
本当に痰がある人の5人中4人で検査陽性（磁石にくっつく）
→本当に病気のある人を病気ありとする確率

袋の中身が痰なら
5回に4回くっつく

検査で痰なし
とされた人

検査で痰ありとされた人

🔲 特異度＝偽物を偽物であると見抜く能力

　一方で特異度とは，逆に偽物を見分ける能力のことで，ある疾患がない人を正しく疾患なしと見抜く割合のことを言います．つまり，先ほどの痰の例で言えば，痰で「ない」対象10人に検査をした場合，何人（何％），痰ではないと当てられるかをみています．

　今回の検査は，痰でない対象10人のうち，9人を痰で「ない」と当てられることになります．逆に1回は間違えてくっついちゃうわけです．ですので，特異度は9/10で90％であるということになります．本当に痰がない状況であれば，90％の確率で痰なしと判別されます．しかし，やはりこちらも10％は間違えてしまいます．間違えて痰があると判別されてしまいますので，これを偽陽性といいます．また，先ほどと逆に，特異度が高い検査であれば，偽物を偽物とする力に長けているので，逆にこの検査が「陽性（本物，疾患あり）であった場合，偽物でない（ルールイン），つまり本物である可能性が高い」ということになるわけです．偽物を見抜く目がある検査で，痰かもとされているのならば，少なくとも痰でない可能性は小さいよねというわけです．

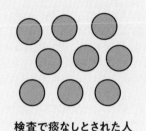

特異度(specificity):90%
本当に痰がない人の10人中9人で検査陰性(磁石にくっつかない)
→本当は病気ではない人を病気なしとする確率

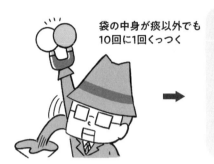

袋の中身が痰以外でも
10回に1回くっつく

検査で痰なしとされた人

検査で痰あり
とされた人

■ ルールイン，ルールアウト

　ここまでの話をまとめます．本物を本物であると当てる能力が感度，偽物を偽物と当てる能力が特異度です．今回の痰の例ですと，感度よりも特異度が高い検査といえます．このルールイン（rule in）とかルールアウト（rule out）とかいう言葉は，特に救急外来や総合診療科の外来で聞く言葉です．可能性のある診断名の数を減らす作業のことをルールアウトといい，特に感度の高い検査を使用して行います（陰性の場合に，該当の疾患である可能性は低い＝除外する方向）．逆に，この診断の可能性があると考えなくてはならない状況をルールインと言い，こちらは特異度の高い検査を使用して行います（陽性の場合に，該当の疾患である可能性が高い＝考慮する方向）．

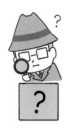

①感度　感度：本物を見分ける能力

↓

感度の高い検査＝本物なら必ずわかる！

↓ ルールアウト

陰性（本物ではない）というなら偽物のはず！

②特異度　感度：偽物を見分ける能力

↓

特異度の高い検査＝偽物なら必ずわかる！

↓ ルールイン

陽性（本物である）というなら偽物じゃないはず！

では，今回の事例ではどうでしょうか．少し詳しく考えてみましょう．痰を見つける検査で，磁石には何もくっつきませんでした．つまり検査は陰性です．感度80％，特異度90％の検査です．特異度が高い検査です．この場合，陽性の所見に意味があるのでしたね．しかし，結果は陰性です．しかしながら，感度は80％と非常に高いわけではありません．したがって，ルールアウトできるかといえば，微妙です．5人に1人は痰があっても陰性になるわけですから．

・・・・・・・・・・・・

ここで，もう一度データを整理してみましょう．

何も磁石にくっつかない確率
①痰の玉（●）だったがくっつかなかった（確率1/5回＝20％）
②痰以外の玉（○・●）でくっつかなかった（確率9/10回＝90％）

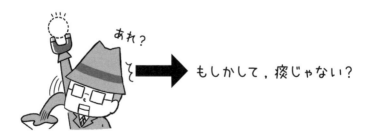

あれ？　→　もしかして，痰じゃない？

この場合，この事例で「痰がある」確率は，

- 感度80%の検査なので→本当は痰だったとしても，「痰なし」とされる可能性が20%ある（「痰なし」の確率は80%？）
- 特異度90%の検査なので→陰性の場合は90%痰じゃない？（「痰あり」の確率は10%？）

ということになります…あれなんか変ですね．感度だと痰じゃない可能性は80%，特異度だと90%…これはどういうことでしょう．また，結局のところ「痰がある可能性（確率）」はどれくらいなのでしょうか？

🅓 尤度比から検査後の可能性（事後確率）を推定する！

▨ 感度・特異度はそのまま確率を表していない

実は，感度・特異度は，痰の「ある（ない）確率」をそのまま表してはいません．なぜなら，感度とは，そもそも痰のある人だけを5人集めたとき，そのうち4人は痰ありと判定できるといった指標でした．都合よく痰のある人だけを集めて検査するということは，通常起こり得ません．

感度・特異度

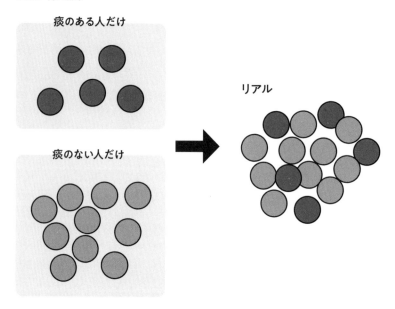

したがって，感度・特異度はあくまで探偵の推理のように，犯人を限定していくためのツールと言えます．より具体的に〇〇％の確率で「痰がある（ない）」と計算することには適していません．では，どう判断したらよいでしょうか？そこで登場するのが尤度比（likelihood ratio：LR）です．この尤度比は，以下のように感度・特異度から計算した数値で，これを使用することでリアルな臨床現場においても検査後に〇〇％の確率で「痰がある（ない）」と簡単に判定することができます．

- **陽性尤度比**＝感度÷（1−特異度）
- **陰性尤度比**＝（1−感度）÷特異度

Step by Step で学ぶ尤度比の使い方

　今度は尤度比？　もう無理だ．そう思われたあなた，そんなことはありません．尤度比は，感度や特異度よりも，私たちの直感に近いものです．一言で言うと「なりやすさ」「起こりやすさ」という意味です．尤度比は，陽性尤度比と陰性尤度比に分かれます．

- **陽性尤度比**：「副雑音あり（検査所見が陽性）の場合に，本当に痰がある可能性が何倍上昇するかを表す数値」で，事前確率に加味して検査の正確性を検証するもの
- **陰性尤度比**：「副雑音なし（検査所見が陰性）の場合に，本当は痰がある可能性が何倍低下するかを表す数値」で，同じく事前確率に加味して検査の正確性を検証するもの

　少し正確ではありませんが，さらに具体的にイメージを掴むとすれば，尤度比は，疾患がある患者とない患者で同じ検査所見が得られる確率を比較したものです．一言で言うと「ある検査所見が病気 A の有無で何倍陽性になりやすい，なりにくい」を示すので，有病率では影響が出ません．ただし，尤度比だけをみて検査の正確性を測ることはできません．どのように使うかというと，次のようなかたちで使うことになります．

- **ステップ1**：事前確率を決める．
- **ステップ2**：事前確率をオッズに変換する．
- **ステップ3**：オッズに検査の尤度比を掛け算する．
- **ステップ4**：事後（検査後）オッズから事後確率を計算する．

　それでは，1つずつ詳しく説明していきます．今回使用する身体診察（検査）

は，副雑音の有無です．副雑音の有無によって，痰の有無を予測する感度・特異度・尤度比は，感度66％，特異度74％，陽性尤度比（LR＋）2.5，陰性尤度比（LR－）0.46と報告されています（☞155頁，「明日から使えるリファレンス集」参照）[1]．これを元に説明していきましょう．

1）ステップ1：事前確率を決める

　事前確率は，検査（または評価ツール，身体診察）をする前にどれくらいその病気や状態が疑わしいのかを割合で示す言葉です．0％から100％で表現されます．なお事前確率が100％ならば，検査は必要ありません．なぜなら検査をしなくても，確実にその病気（もしくは状態）であると確信できるわけです．それが，あなたの"探し物である"ことがほぼ間違いのない状態です．逆に事前確率が0％であるとは，それがあなたの"探し物ではない"状態です．両者とも検査を行う意味がありません．一方で，ある病気であることを疑っているが，他の病気・状態であることも大いに考えられる場合には，メインに考える疾患の事前確率を考える意味があります．その推論が真であるか否かを確かめるために，検査や身体診察を活用します．では，この事前確率とはどうやって決めるのでしょうか？　先ほどの例ですと以下の図のようになります．このとき，痰である事前確率は50％であると表現されます．

全部足すと100％

痰である確率 50％	胸水である確率 20％	無気肺である確率 30％

　でも，よく考えると実際のリアルな臨床では，こんなことってあり得ません．実際には，概ね，次のような状態，つまり「原因となり得る探し物はたくさんあって，痰である可能性（事前確率）ははっきりとは明言することができない状態」になるのではないかと思います．

全部足すと100%

痰である確率	胸水である確率	無気肺である確率	人工呼吸回路内の水その他である確率
←——何%?——→			

では，どうやって事前確率を決めればよいのでしょうか？ 大きく分けると次の2つになります．

①研究データを利用する（疾患の頻度に関する疫学的なデータ，検証されたモデル）
②臨床的な印象から決定する（臨床経験など）

研究データはたとえば何も論文になっている必要はありません．あなたの勤める病院に受診されている患者のデータでもよいし，国が報告している疾患の割合でも大丈夫です．他にも，後述の DVT（深部静脈血栓症）のように検証されたモデルを使って事前確率を決めるという方法もあります（☞124頁参照）．

臨床的な印象によって事前確率を決めることも可能です．その場合，0〜100%のように数値化することは難しいため，だいたいのイメージでたとえば低・中・高と3段階程度に設定することが適当です．また，最初にリストを作るときに3つくらいの仮説を考えることを説明したと思います．本命馬，対抗馬，穴馬でしたね．重要なのは，自分がどれくらい本命を疑っているのか具体的にイメージすることと，その対抗馬や，穴馬の確率もどのくらいかを合わせてイメージすることです．たとえば，SpO_2 の低下した原因の可能性を考えるとき，問診の段階で，ある程度のしぼり込みが行われているはずです．このとき，残った状態（疾患）のなかで，ある程度の事前確率（可能性）の予想をしていくわけです．今回の痰の例では，事前確率は40%（ある程度高い）となんとなく予測しました．

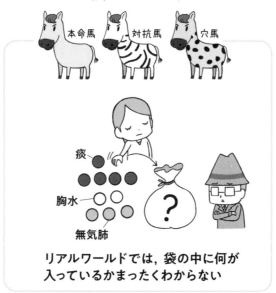

事前確率をなんとなく予想

本命馬　対抗馬　穴馬

痰

胸水

無気肺

リアルワールドでは，袋の中に何が
入っているかまったくわからない

2) ステップ2：事前確率を事前オッズに変換する

　事前確率がわかったところで，次にすることは，この事前確率は事前オッズに
変換することです．といっても，やり方は簡単です．単に次のように計算するだ
けです．今回痰があるかどうかの事前確率は40％（0.4）だったので，0.4÷（1−
0.4）＝事前オッズ0.66となります．オッズは競馬とか賭け事でよく利用されるア
レです．倍率みたいな数字です．事前予想では…倍率どん！的なアレです．あ
る確率Aとそれが起こらない確率（1−A）の比のことで，オッズが1ですと，
確率論的に等価で差がありません．この数字が出たら，あと少しです．

$$\frac{事前確率}{1-事前確率} \longrightarrow 事前オッズ$$

3) ステップ3：事前オッズに検査の尤度比を掛け算する

　事前確率からオッズが計算できたら，次はそのオッズに尤度比を掛け算します．尤度比といっても，陽性と陰性があります．この2つの使い分けはこうです．

- **検査陽性**＝陽性尤度比（LR＋）を使用
- **検査陰性**＝陰性尤度比（LR−）を使用

　今回の例ですと，呼吸音で副雑音があれば陽性でした．したがって，副雑音の陽性尤度比を使用します．陽性尤度比をみると LR＋2.5 でしたね．したがって，次のように事前オッズ 0.66×2.5 を計算します．すると検査後，この患者に痛みがある倍率［事後（検査後）オッズ］1.65 がわかります．さ，次が最後です．

事前オッズ×尤度比 ➡ 事後（検査後）オッズ

4) ステップ4：事後（検査後）オッズから事後（検査後）確率を計算する

　事後（検査後）オッズが求められたら，次はそれを確率に戻すだけです．次のように計算すると，1.65÷（1＋1.65）＝0.62…つまり 62％の確率で痰があると判断できることになります．

$$\frac{事後（検査後）オッズ}{1＋事後（検査後）オッズ} ➡ 事後（検査後）確率$$

ふー疲れましたね．よくお付き合いいただけました．疲れているところ大変申しわけありませんが，検査所見が陰性だった場合の計算のしかたもついでにやってみましょう！

5）復習：検査所見が陰性だった場合

　事前オッズ 0.66 までは一緒です．ここで，検査所見が陰性だったとします．この場合，副雑音の陰性尤度比は LR－0.46 ですので，事前オッズ 0.66×0.46 ＝ 0.30 となります．これを事後（検査後）確率に直すので，0.3÷（1＋0.3）＝0.23… つまり 23％の確率で痰があるということになります．もともとの 40％から少し可能性（確率）が低下したことがわかりますね．

・・・・・・・・・・・・・・・

　ここまで，わざわざ計算に付き合っていただいたのにはわけがあります．それは，ある検査をした後にはこのような確率論的な手順を踏んで，概ねの検査後の確率が導き出されるということです．これが一応の科学的な解釈ということになります．では続いて，この計算を簡略化する方法を 2 つお伝えいたします．

☐　ノモグラムを使ってみよう

　先ほどまでの，複雑な計算を簡単にする方法その 1 の説明です．次の図を使うことになります．この図はノモグラム（nomogram）といいます．この図の左側は，もともとどれくらいの割合で「その症状や疾患があると想定されるか」，つまり事前確率を表しています．たとえば，先ほどの事例でいえば，40％は痰ありと想定していましたから，左側は 40％ということになります．

　真ん中の線は，尤度比になります．検査結果が陽性だったら陽性尤度比（LR ＋），陰性だったら陰性尤度比（LR－）を使います．では，具体的に，やってみながら説明します．

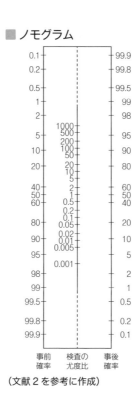

■ ノモグラム

事前 確率	検査の 尤度比	事後 確率

（文献 2 を参考に作成）

　先ほどの痰と副雑音の事例で使ってみましょう．次ページの図をみてください．まず，検査をする前の「痰あり」の可能性（事前確率）を一番左のバーにとります．その後，副雑音などの検査の尤度比の値を真ん中にとります．事前確率と尤度比を直線で引けば，その先に事後確率があります．先ほどの事例ならば40％の事前確率と LR＋2.5 を通るような直線を引けば，副雑音が陽性であった場合の「痰あり」の確率が右のバーの数字からわかります．A さんはもともと40％の確率で「痰あり」と判断されていたわけですが，副雑音の所見を評価したことでその可能性は概ね 60％に上がりました．逆に副雑音が陰性であった場合，「痰あり」の可能性はおおよそ 20％残ることがわかります（80％の確率で「痰なし」）．どうですか？　先ほどまでの計算が嘘のように，簡単に検査後の確率が出ますね．

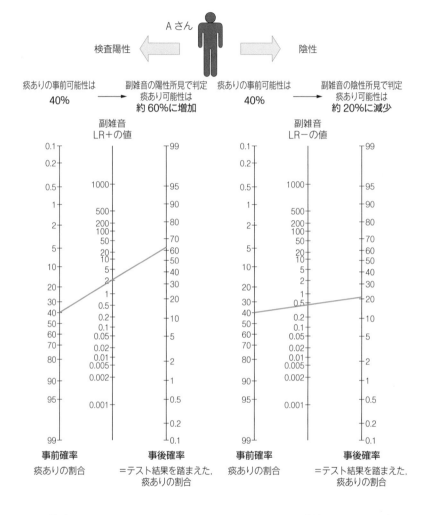

でも，簡単とはいえ，これでもいちいちモノグラムで計算するのは大変だという人だっているはずです．続いて，複雑な計算をもっと簡単にする方法その2の説明です．

やっぱりノモグラムも尤度比もわかりません

　ここまでわりと丁寧に，難しい診断性能に関係する統計の話をしてきましたが，やっぱりわからないという方がおられるかもしれません．そこで，次に使うのは，下の図のように尤度比から簡単に結果を推測するものです．尤度比は概ね図のように1よりも大きいほど（陽性の場合），または小さいほど（陰性の場合），検査の診断能力があります．尤度比が1ならば検査後も確率は変わりませんが，尤度比が10の検査ならば検査後の確率は45％近く上昇することになります．本来は，事前確率によってどれくらい検査後の確率が変わるのかが左右されるはずです．したがって，ここで示したのは概ねの値になります．とはいえ，計算やノモグラムよりも簡単ですよね．これならできるのではないでしょうか．

　たとえば，ある病気を疑っていて，発熱があるか検査（身体診察）したとします．発熱があった場合は，その検査の陽性尤度比に合わせて，概ねの確率の上昇率を評価します．陰性，つまり熱がなかった場合は，逆のことを陰性尤度比を加

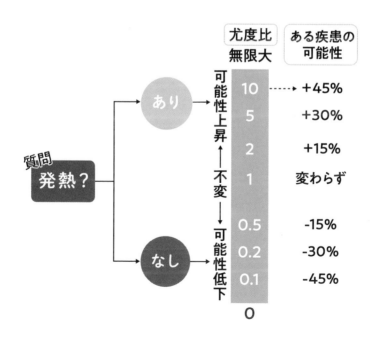

味することで行うことになります．この尤度比の値に対応した可能性の増減値を覚えておくだけでも便利です．

・・・・・・・・・・・・・・・

　難しかったでしょうか？ ここでは，症状を読み間違えないための次のような検査の確率論的な考え方について学びました．

---

①検査をする前にどれくらいその病態や疾患，問題を疑っているか（事前確率）．
②白黒はっきりつけるタイプの検査では感度・特異度が調査されている．
③感度・特異度は特殊な設定から導き出された数値で，すこし解釈が難しい．
④感度・特異度から尤度比を導き，ノモグラムを使用することで検査をした後の確率（事後確率）が簡単に計算できる（尤度比は直感的なツールにもなる！）．

　やや難解な検査の確率論的な考え方を学んだことで，あなたの頭の中は推論脳に近づいたのではないかと思います．感度・特異度はそのままリアルな現実を反映していないので解釈が難しく，その一方で尤度比は直感的でわかりやすい指標です．極論が許されるなら，検査後の確率を変える尤度比は感度・特異度よりも重要な指標といえます．ただし，計算が面倒で時間がかかる，事前確率の推定が難しいなどの問題点があります．また，一般的には，慣れてしまえば感度・特異度は重要な陽性・陰性の症状・所見・検査値を簡単にピックアップしやすい性質を持っていますので，臨床では感度・特異度をベースにした検討も多くなされます．しかし，それは今回学んだ検査と確率の関係や，感度・特異度を知りつくした推論脳あっての話です．少なくとも何度かは，ゆっくりと時間をとって，尤度比を使用し事前確率から事後確率を計算して，症状から答えを推測していく方法を実際やってみたほうがよいでしょう．そうして，推論脳を鍛え上げ，症状を読み間違えないための訓練をする必要があります．

100%的中の検査はない？

　検査を正しく理解するうえで，知っておくべき事前知識がいくつか
あります．その１つが「100％完璧に疾患を言い当てる検査・アセスメ
ントはほぼない」ということです．

　看護師がよく使用するアセスメントツール，検査や診断法について
考えるうえで避けて通れないのは，ゴールドスタンダードは何か（あ
るか）ということです．ゴールドスタンダードとは「検査などの診断
性能を調査し始めた時点で最も診断能力が高い基準」という意味です．
なぜゴールドスタンダードが重要かというと，ある検査の性能を評価
するには何らかの拠りどころとなる物差しが必要になるからです．一
般的に物差し（ゴールドスタンダード）なしに，その検査やアセスメ
ントツール，フィジカルイグザミネーションの能力を評価することは
できません．

　ちなみに，そもそも「診断」ってなんだかわかりますか．答えは
「患者の現状を把握し疾患やある特定の状態である可能性を判断するこ
と」だそうです[3]．たとえば，せん妄の診断ならば，認知症などの他の
状態と区別（識別）して，せん妄状態だけを言い当てることをいいます．

　ここで問題となるのは，その診断に至るための診断ツールのなかで
100％間違えないものはほぼあり得ないということです．最近では，
「ゴールド」という表現ではなく，やや控えめにリファレンススタン
ダード（reference standard；参考とする基準）というような言い方に変
わってきています．この言葉の変化には，実に重要な点が含まれていま
す．それは検査の信頼性を測るときに，100％正しい答えと比較してい
ないかもしれない，という点です．ですから，検査値の本にある「こ
の所見の感度・特異度は…」「基準値以上は〇〇，基準値以下は××が

疑われる」という解説はうのみにされていますが，これがアセスメントを読み誤る1つの原因になっています．その検査はどこまで信頼できるかという視点を加えて，初めて正確な読みが可能となります．少し掘り下げていきましょう．

　たとえば図のようにいくつかのどら焼きがあったとします．このなかに至高のどら焼きがいくつか含まれているのですが，それがどのどら焼きかわかるのは，この世のものならざる神のみであったとします．地上のわたしたちは神に近づこうとし，あるどら焼きマニア兼権威のA氏が「どら焼きの質評価方法A」を開発しました．やがて世の中に定着し，これまで評価方法Aは最もよい評価方法（ゴールドスタンダード）であるとされてきました．そこに彗星のごとく現れたどら焼き新人Bが，新たな評価方法Bを開発しましたが，どこまで評価方法Aと同じレベルなのか，皆が気になっています．さて，これが結果です．方法Aと比較しました．その結果を表に示します．方法AとBの評価結果はところどころで違っていました．

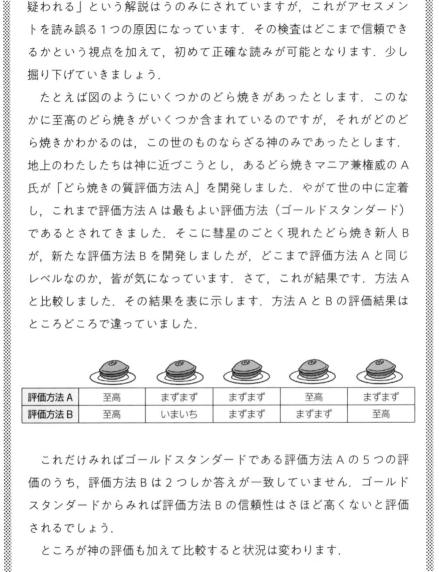

評価方法A	至高	まずまず	まずまず	至高	まずまず
評価方法B	至高	いまいち	まずまず	まずまず	至高

　これだけみればゴールドスタンダードである評価方法Aの5つの評価のうち，評価方法Bは2つしか答えが一致していません．ゴールドスタンダードからみれば評価方法Bの信頼性はさほど高くないと評価されるでしょう．

　ところが神の評価も加えて比較すると状況は変わります．

神様評価	至高	いまいち	至高	まずまず	至高
評価方法A	至高	まずまず	まずまず	至高	まずまず
評価方法B	至高	いまいち	まずまず	まずまず	至高

　神様からみれば評価方法Aよりも評価方法Bのほうが，より神様の評価に近いよりよい結果です（5つのうち4つ的中）．しかし神の評価を知ることができない現実社会では，ゴールドスタンダードであるというだけで，評価方法Aのほうが盲目的によしとされてしまうことが起こります．

　ここでどら焼きをせん妄に置き換えてみてください．正確とされてきたせん妄評価方法Aとのみ比べた場合，Aと違う結果というだけで「せん妄評価方法Bのほうが不正確」とされる可能性があります．しかし実際には評価方法Bが不正確とは言い切れません．

　ここで示唆されることは，ゴールドスタンダードと呼ばれるものもその信頼性はかならずしも絶対ではないということです．実際に，ほとんどの検査は，絶対的な基準といえないものを参照にして作られています．したがって，医療従事者はこのような側面も考慮に入れながら検査・アセスメントを扱う必要があります．どのように考慮するかというと，ゴールドスタンダードとの比較によって良し悪しを判断されたアセスメント指標（基準値，感度，特異度，尤度比など）もあくまで相対的な評価にすぎないということ，また「神の目」からみれば評価が逆転する可能性もあり得るということも念頭に入れておくということでしょうか．

2 検査に振り回されないために考慮すべき 4つのポイントをチェックする

　ここまで，検査の目的を明確にするための方法や，仮説の検証をするための検査は可能性（確率）を変えるためのものであることを学んできました．そうしたことを踏まえて，いまから行おうとしている身体診察（検査）が有用かどうか考えていきましょう．有用，つまり本当に使える検査かどうかは，疾患（状態）の可能性を高めたりするだけでは不十分です．本当に有用かどうかを判断するために必要と言われる，次の4つのポイントを考えていきましょう．

　次の①〜④が揃ってはじめて使える身体診察（検査）であると言えます．

①**正確性**：どれくらい正確に当てられるか．

②**信頼性**：誰が使っても同じような結果になるか．

③**効率性**：覚えやすくテストの時間が短い，道具がいらないなど，施行が簡単で安価か．

④**有効性**：上記①〜③の基本的性能に加え，医療者の行動（治療方法含む）や患者の健康状態へよい影響を与えるか．

　この4つが評価できるようになるために，次のインフルエンザ迅速検査の事例をもとに考えてみましょう．インフルエンザはこうした検査の有用性を考えるうえでよく使用される題材でわかりやすいので，使用しています．

冬のある日，家族や職場でインフルエンザ A 型が流行している状況で，発熱した患者がいたとします．この患者が救急外来に来ました．若く比較的元気にみえ，発熱と関節痛，倦怠感を訴えています．発熱と若干の頻脈以外，バイタルサインも概ね正常です．さて，この患者にインフルエンザ迅速検査は必要でしょうか？

インフルエンザの迅速検査ですね．咽頭を枝の長い綿棒でグリグリと拭って PCR の機械にかける検査です．①の正確性は後で詳しく評価するとして，まずは②の信頼性からみていきましょう．信頼性，つまり誰が使っても，検査しても同じような結果になるかですが，これは論文で評価されていることがほとんどです．そして，いわゆる検体検査（採血や尿，咽頭ぬぐい液，喀痰などの体液を使用した検査）は，多くの場合，誰が検査しても同じような結果になることが多いです．信頼性が問題となりやすいのは，言語を使用したタイプのテストです．たとえば鎮静不穏状態を評価するためのツール，うつ・不安症状を評価するツールなどで問題となることがあります．言語的な表現の取りかたには，個人差があるため同じように検査しても同じ結果にならないことがあります．③の効率性に関しては，咽頭を拭う検査ですので，誰でも簡便に，かつ比較的安価に検査ができます．また，④の有効性ですが，インフルエンザの場合，インフルエンザが診断できれば，周囲の人にうつさないための健康行動がとれるほか，タミフルなどの治療薬も存在するため，実際に医療者の行動を変え得ることになります．したがって，このインフルエンザ迅速検査は少なくとも，よい検査の指標といえる②〜④の条件を満たしているようにみえます．

では，最後に残った①の正確性はどうでしょうか．正確性に関する指標は，実は今まで学んできた感度・特異度・尤度比となります．ちなみに，こうした検査（身体観察）の感度・特異度は，概ね論文で評価されているとお伝えしました．今回のインフルエンザの迅速検査もそうです．論文の結果をみると「感度 62%，

特異度98%」でした[4]．この結果から少なくとも「特異度の高い検査＝ルールインに使える検査」であることがわかります．逆にインフルエンザでないことを証明するための指標（ルールアウト）としては，いまいちであることもわかりますね．また検査の尤度比は「感度62%，特異度98%」から計算することができましたね．

- **陽性尤度比（LR＋）**＝感度÷（1－特異度）＝0.62÷（1－0.98）＝31
- **陰性尤度比（LR－）**＝（1－感度）÷特異度＝（1－0.62）÷0.98＝0.39（0.387…）

　計算すると，それぞれ LR＋31，LR－0.39 となります．LR＋＞2，LR－＜0.5 の高い正確性を有した検査と言えます．しかし，周囲の状況からすでに，かなりの確率でインフルエンザが疑われるこの場合，インフルエンザであることを確定するためにも検査をしたほうがよいのでしょうか．

　この問題を考えるとき，検査の事前確率を大切にする必要があります．今回の場合ですと，冬の流行時期とそうでない初秋の時期とではまったく検査の持つ意味が異なります．特に困るのが検査が陰性だったときの扱い方です．ここまで事前確率の話を学んできたと思います．つまり，冬であれば，そもそもインフルエンザの可能性が高く，それ以外の時期では低いはずです．たとえば，インフルエンザの大流行の時期に発熱した患者の100人中60人くらいがインフルエンザだったとします．この数値が事前確率になります．もちろん仮定ですから，概ねの数値になり，前述のように具体的な数値にならないことも多いです．とりあえず，今回はわかりやすい数字にしてみました．100人中60人くらいがインフルエンザですから，事前確率では，すでに60%の人がインフルエンザなわけです．でも検査は陰性…さてどうしたものか，というのが今回のポイントです．前回までの学びを生かして，検査が陰性だった場合の事後確率を計算しましょう．

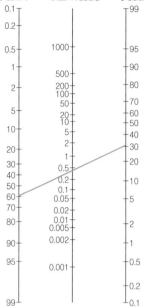

事前確率 ━━▶ 検査の尤度比 ━━▶ 事後確率

事前確率　＝60/100 人？
事前オッズ＝0.6/（1−0.6）＝1.5
事後オッズ＝1.5×0.39＝0.585
事後確率　＝0.585/1＋0.585
　　　　　　＝**37%**

　その事後確率は 37％程度になります．ということは，検査が陰性だったとしても，100 人中 37 人はインフルエンザなわけです．決して低い割合とはいえません．むしろ，状況的には周囲の人にもインフルエンザの患者が多くいるようなので，インフルエンザとして扱って周りの人にうつさないよう気をつけてもらうほうが無難という可能性もあります．

　一方で，夏の終わりのインフルエンザ患者が少ない時期ではどうでしょうか．仮に，夏の時期のインフルエンザを 100 人中 5 人くらいと仮定します．夏にも，もともとインフルエンザの可能性が 5％くらいしかありません．そしてこの場合，陰性だったとして陰性尤度比（LR−）を加味すると，その可能性は 2％まで下がります．まあ，ほとんどインフルエンザではないですよね．逆に夏の終わりにインフルエンザの検査で陽性だった場合は 62％でインフルエンザという結果になります．急にインフルエンザが疑わしくなります．どうですか？ 事前確

率って，とっても大切ですよね．特に，事前確率が高い場合は，偽陰性，つまり本当はインフルエンザだけど検査は陰性っていう患者が増えて困ったことになります．というわけで，状況によって検査はむしろしないほうがわかりやすいということだってあるわけです．

・・・・・・・・・・・・・・・・・

　話をまとめると，その検査が有用かどうかは，事前確率（検査前の状況）によって異なります．なぜなら，さきほど説明してきたように検査（身体所見）結果の解釈は，事前確率によってまったく異なるからです．また他にも，①正確性を左右するものに，対象の差や検査の時期，検査方法の差（検査キットの種類や検体の取り方の差）などがあります．たとえば，脱水かどうかをみる検査があったとしましょう．その場合，若者か高齢者かどうかで，検査（身体所見）結果の解釈は異なるということです．

3 検査×検査で真理に近づく

　すべての検査は，完璧ではありません．そのため，完璧ではない検査同士でお互いを補うようにする必要があります．たとえば敗血症か否かを見分ける感度30％，特異度80％という検査Aがあったとしましょう．すると検査Aの結果は陽性でした．さて，これはどう解釈したらよいでしょうか．

　検査Aは特異度の高い検査です．つまり陰性を陰性と言い当てる能力が高い性質があるため，これが陽性だということは，強く敗血症を疑っておいたほうがよいわけです．ただし，感度が低く確定するには至りません．そこで別の検査Bを組み合わせることで評価の精度の高めることを考えます．検査Aが検査値（数値）により相対的に判断するものだとしたら，検査Bは検査Aの性質とは異なり，あるかないかを単純に見分ける検査，たとえば原因となる菌を直接捕まえにいくような検査（血液培養など）が適しています．どうでしょうか．これにより，さらに一歩適切な診断に近づくはずです．多くの検査は，このように検査と検査を組み合わせることで真理に近づいて行きます．このとき組み合わせる検査には，大きな意味で，フィジカルアセスメント結果や問診内容（自覚症状や経過など）も含まれます．こうした積み重ねが真理に近づくうえで重要なわけです．

　また，複数の検査の尤度比を重ねて使用することで，検査後の確率を上げていく方法もあります．どのように行うかを以下の事例をもとに学んでみましょう．

◎事例

　68歳男性．食道がんの手術後にICUに入室．術後1日目の本日，抜管予定であったが，酸素化が低いため抜管を見合わせている．術中の輸液負荷も多く胸水かな？と考えている．朝，ルーチンの胸部X線像をセミファーラー位で撮影した．チェックしたところ胸水の所見（肋骨横隔膜角鈍化など）は観察されなかった．

　ICU で胸水を疑う事例に胸部 X 線像を撮影したようです．実は ICU 症例での胸水の割合は非常に高く，ある研究では 73％に胸水が疑われていました．ただこれには，約 75 mL 未満程度の少量の胸水が CT で認められた人も含まれています．臨床的に問題となりそうな中程度（75〜350 mL）以上の胸水の患者は，ある論文では 117 人中 62 人（53％）でした[5]．これが事前確率になります．

　胸部 X 線所見（肋骨横隔膜角鈍化，横隔膜不鮮明化など）による胸水診断の尤度比は LR＋6，LR－0.38 であることがわかっています（☞ 155 頁，「明日から使えるリファレンス集」参照）．したがって，胸部 X 線所見が陰性でしたので，図のように胸水の可能性は約 30％に低下します．

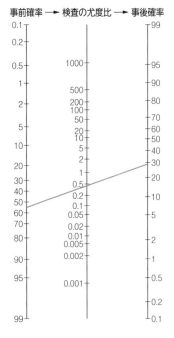

事前確率　　＝62/117 人＝0.53
事前オッズ＝0.53/（1－0.53）＝1.13
事後オッズ＝1.13×0.38＝0.43
事後確率　　＝0.43/1＋0.43
　　　　　　＝**30％**

　とは言え，まだ 30％も胸水の可能性が残っています．ここで，身体所見の結果を重ねます．たとえば，胸水の有無を疑った場合に，呼吸音の減弱または欠如の身体所見をとったとします．この胸水に対する呼吸音の減弱または欠如の尤度比

は，別の研究で LR + 5.2，LR − 0.15 と報告されています[6]．この所見が陰性だった場合，これを利用し次の図のように計算すると，事後確率が 5％程度になります．

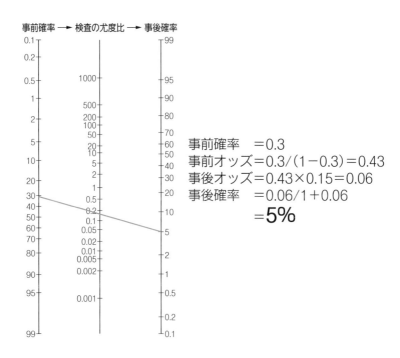

$$事前確率　　=0.3$$
$$事前オッズ=0.3/(1-0.3)=0.43$$
$$事後オッズ=0.43×0.15=0.06$$
$$事後確率　　=0.06/1+0.06$$
$$=5\%$$

　また，1回1回別々に計算しなくとも尤度比×尤度比で計算してから事後確率を導き出すことも可能です．今回の例ですと胸部 X 線像と呼吸音の LR − 0.38 × LR − 0.15 = 0.057 として計算するかたちになります．

　実際に適応してみると次のようになり，事後確率は約 5％となります．

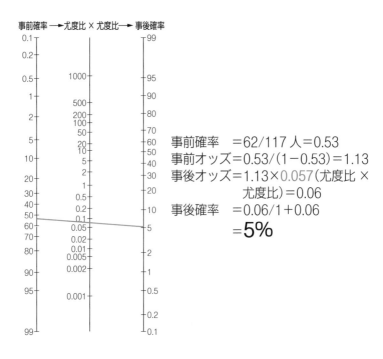

事前確率 ──→ 尤度比 × 尤度比 ──→ 事後確率

事前確率　＝62/117 人＝0.53
事前オッズ＝0.53/（1−0.53）＝1.13
事後オッズ＝1.13×0.057（尤度比 ×
　　　　　　　　　尤度比）＝0.06
事後確率　＝0.06/1＋0.06
　　　　　　＝5%

　こうした検査や所見の掛け合わせは「互いに独立」していると考えられる場合に可能です．ただし，どの検査とどの検査が独立しているかの見極めは難しいと言われています．一般的に，「病態生理学的根拠を共有していない」などの場合に，掛け合わせることができるようです．もし，「互いに独立」していない所見を掛け合わせた場合には，計算される事後確率は過大になると言われています（陽性であれば高くなりすぎ，陰性であれば低くなりすぎる）．また，こうした「互いに独立」した検査（所見）を判断せずに気軽に使用できるものに，いくつかの所見を組み合わせて作られたツールがあります．たとえば，バイタルサインや，意識・精神状態の変化などの指標のそれぞれでは，死亡しそうな危険な患者を発見しにくいことがわかっています．それはそうですよね．血圧が少し低いことだけで，危ないかな？ とは多くの人が疑わないはずです．ところが，救急外来や病棟において「呼吸数 22/分以上」「意識レベルの低下」「収縮期血圧 100

mmHg 以下」の 3 つの所見（qSOFA といいます）のうち 2 つ以上が当てはまる場合（qSOFA > 2 点）では，死亡率が上昇するような危険な状態であることが判別できます．その場合の具体的な尤度比は LR + 3.4（2.8〜4.17），LR − 0.37（0.26〜0.53）です[7]．LR +，LR − はほどよく高く，概ね陽性であれば 20％程度，陰性であれば − 20％程度，死亡リスクの見積もりを変えることができることになります[8]．つまり，感染症を疑う外来・病棟者のうち qSOFA が 2 点以上ならば，2 点未満の人と比べて 20％近く死亡率が高い危険な状態にあるといえます．

・　・　・　・　・　・　・　・　・　・　・　・　・　・

　以上のように，検査×検査で真理に近づくことができます．具体的には，事前オッズ×尤度比×尤度比…で検査を掛け合わせることで，より正確な検査後の確率に近づくことができます．皆さんも，いくつかの検査，身体所見を組み合わせて患者をみているかと思いますが，確率論的にもそれは正しいということになります．そして，「互いに独立」した検査（身体所見）をより意識することで，より正確に判断できるようになるというわけです．

Column

「なんですか，この値」には，即対応（パニック値）

　大きな異常値には偶然の異常値はほとんどありません．大きく基準値から外れた異常値のことを「極端値」などと言います．さらに，その値が生命を脅かすような状態を示唆する場合は「パニック値」と呼ばれるようです．たとえば，極端に高い血清カリウム値などは，このパニック値にあたります．こうしたパニック値や極端値は，かならず何かの原因があって，大きく値が動いています．それは採血対象の間違えといったミスかもしれないし，検査機器の異常かもしれません．私の経験したパニック値の多くは（高カリウム，高マグネシウム，凝固系異常など），採血のしかた（点滴側で採血など）に原因がありました．だからと言ってパニック値を早々に「大事ではない」と片付けてはいけません．そこには，"本物"，つまり見逃してはいけない致命的な徴候もまた隠れ潜んでいるからです．したがって，さほど重大ではない原因によるものであろうと予測しつつも，いつでも本当に患者に深刻な急変原因が起きているかもしれないという心構えでいる必要があります．異常値が出た場合はかならず患者の症状やその変化を直接目でみて，特に深刻な異変がないと確認してはじめて本当の安心を得るという習慣・心構えを忘れないようにしましょう．もし，そのとき大きく患者状態が変わっていた（変わり始めていた）場合は，"本物"である可能性が高まります．こうした大きな異常への対応のしかたは一次救命処置（BLS）と一緒です．すなわち，はじめに助けを呼ぶことです．先輩や，リーダー看護師，担当医へ速やかに連絡し，考え得る事態に備えておく必要があります．

直感をプラスする－刑事は匂いで嗅ぎ分ける

　ここまである検査（身体診察）の性能を評価する方法と，その統計的な数値を使って検査結果を読み解く方法をお伝えしてきました．ただ，それだけだと，検査結果を間違えて読み解いてしまうことがあります．検査値を評価するうえで最も大切なことは，「患者の問題や症状に検査結果を添える」ことです．「患者の問題や症状に検査結果を添える」とは，患者の全体像をみることを基本とし，検査結果はあくまでその部分的な評価でしかないということを認識することです．また，繰り返しになりますが，検査値が絶対的に100％正しいというものでもありません．したがって，患者がどういう経過や症状で，一体何を疑ってその検査をしたのか，そういう全体の流れを把握し理解したうえで検査の結果をとらえることが重要となります．

　特に，尤度比を使って犯人をしぼり込んでいくやりかたは，あたかもさまざまなデータを分析しながら調査する特別捜査官，たとえば犯罪者プロファイリング能力にたけたFBI捜査官がイメージされます．その一方で，私の古典的なイメージは，匂いを直感的に嗅ぎ分けながら足で捜査する日本の刑事のおやっさんです．症状を読み解く場合にも，これが当てはまります．全体像をみながらなんとなく状況を直感的に推理していくタイプです．直感と言っても，ここでいう直感とは経験や知識に裏打ちされた全体を全体のままとらえ問題の本質を言い当てる能力のことをさしています．これらの例に，全体的な見た目や雰囲気から予後や状態を直感的・主観的に評価する方法などがあります．一般的にそうした主観や直感はあまり科学的ではないとされがちですが，実はそう捨てたのものではありません．科学的とされる数値ばかり追っていては，目の前の患者さんのありのままの姿からみえる重要な情報を見逃すことになります．詳しくみていきたいと思います．

ⓐ 栄養状態は，アルブミンより主観的な評価が大事？

急性期にある患者の栄養管理は，状態を良好に保つうえで非常に重要です．栄養管理を適切に実施するためには，患者の栄養状態を適切にアセスメントできる必要があります．皆さんは具体的に何をみて栄養状態を判断しているでしょうか．まず思いつくのがアルブミン値です．アルブミン値は，数値による指標であるため，客観的な判断が可能です．経時的な変化をとらえるのにも便利でしょう．ではそのアルブミン値を"栄養状態"の判断方法として100％頼りにしてよいかというと，やはりそうではありません．

なぜ，100％頼りにできないのかアルブミン値の性質について少し掘り下げてみましょう．アルブミン値が低くなる原因には以下の図のように概ね3つあります．

■ アルブミン値が低くなる原因

① 作れない

・**材料が足りない**：低栄養
・**作る能力の問題**：肝硬変や炎症性疾患

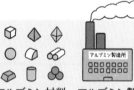

アルブミン材料　アルブミン製造

② 使いすぎ

・**尿や便，分泌液への喪失**：ネフローゼ症候群，吸収不良症候群，熱傷
・**代謝の亢進**：甲状腺機能亢進症，炎症性疾患

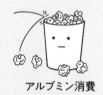

アルブミン消費

③ 本当は低くない

・**輸液とか血液希釈の影響**

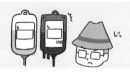

血清アルブミンは，血清中に最もたくさんあるタンパク質です．このタンパク質は基本的には肝臓で作られています．そのため生産工場である肝臓や肝臓で作られる量が少ない（栄養状態が悪い）ときに低くなります．他にも，ネフローゼのように尿からタンパク質が排泄されてしまう病気や，腹水や胸水などから漏出することなどで作られたアルブミンの消費が多くなる場合もアルブミン値は低くなります．あと，急性期の病院で忘れてはならないのは，入院中の輸液療法の影響です．この輸液によって急に血液は希釈されます．血液が薄くなってもアルブミンが急に作られるわけではないので，体の中のアルブミン総量は変わらず，血液 1 dL 中に含まれるアルブミンの量は少なくなるわけです．

　これらアルブミン値が低下する原因をよくみると，急性期に大部分の総合病院で出会うようなことばかりですね．つまり，急性期病院では，患者はこれらの影響を受けている前提でアルブミン値をみたほうがよいことになります．実際に，一般的には栄養状態とアルブミンは相関するとされていますが，輸液負荷や炎症の影響を受けやすい急性期におけるアルブミンの栄養評価の信頼性は高くありません[9]．たとえば，がんの患者であれば NRS-2020 などの栄養評価指標と比較して，感度 43％，特異度 82％，LR＋2.4，LR－0.69 となっています[10]（☞ 159 頁，「明日から使えるリファレンス集」参照）．これが急性期であれば，さらに輸液負荷や炎症の影響を受けやすい状況となり，正確性が低下します．ですので，アルブミン値では栄養を評価しようとしても当たり外れが大きくなるわけです．

　そこででてくるのが，主観的な評価です．主観的な評価といってもあるルールに則って評価することになります．いくつかのツールがありますが，ここでは主観的包括的評価（subjective global assessment：SGA）を紹介させてください．特に，見てほしいのは，一番下の評価のところです．SGA 評価（A＝良好，B＝中等度低栄養，C＝重度低栄養）に基準のようなものが記載されていないことがわかるかと思います．ここが主観的包括的評価と言われるゆえんになります．つまり病歴・栄養歴と身体所見をみたら，あとは評価者の感じたままに評価してよいですよということです．この SGA は，感度 84.3％，特異度 91.4，LR＋9.8，LR－0.17 です[11]．検査の効果としては中程度の効果で，可能性を 30％近く変化させ

るはずです．したがって，よい栄養評価（スクリーニング）ツールであるといえます．最終的には，全体像をみて直感的に判断する，けっこう有用だということがわかりますね．

■ 主観的包括的評価（SGA）

A. 病歴・栄養歴
　1. 体重変化
　過去6ヵ月間の体重減少量＿＿＿＿kg，減少率＿＿＿＿％
　過去2週間の変化：□増加　□不変　□減少
　2. 通常と比較した食事摂取量の変化
　□不変　□変化あり：期間＿＿＿＿＿週
　食種：□固形状　□流動食（栄養量充足）　□流動食（未充足）　□絶食
　3. 消化器症状（2週間以上持続）
　□なし　□嘔気　□嘔吐　□下痢　□食欲不振
　4. 機能制限
　□なし　□あり：期間＿＿＿＿＿週
　種類：□就労に制限あり　□歩行は可能　□寝たきり
　5. 栄養要求量に関係する疾患
　主病名＿＿＿＿＿＿＿＿＿＿＿＿＿
　代謝亢進（ストレス）：□なし　□軽度　□中等度　□高度
B. 身体所見（それぞれ0＝正常，1＋＝軽度，2＋＝中等度，3＋＝重度で評価）
　皮下脂肪の減少（上腕三頭筋部，胸部）＿＿＿＿＿
　骨格筋の減少（大腿四頭筋，三角筋）＿＿＿＿＿＿
　踝部浮腫＿＿＿＿＿　仙骨部浮腫＿＿＿＿＿　腹水＿＿＿＿＿
C. SGA評価
　□A＝良好　□B＝中等度低栄養（または低栄養疑い）　□C＝重度低栄養

（文献11を参考に作成）

ⓑ 医師と看護師でタッグを組んで予後予測

　次の直感にまつわる話は，患者の予後についてです．自験例ですが，303人の
ICUに入室した患者を，医師と看護師が評価しました．看護師は，およそ7割が
10年未満の経験値です．病院内または6ヵ月後の死亡を予測，ICU退室後6ヵ月
後の予後予測，トイレに一人で行けるかなどの予測を直感的に行いました[12]．
その結果を表にします．

■ 医師・看護師による患者の予後予測

		LR＋	LR－
医師の予測	病院死亡	4.81(2.91〜7.95)	0.64(0.52〜0.78)
	6ヵ月後死亡	5.91(3.74〜9.32)	0.41(0.33〜0.52)
	6ヵ月後家に帰宅できている	3.20(2.21〜4.62)	0.49(0.40〜0.60)
	6ヵ月後1人でトイレに行ける	6.00(3.18〜11.30)	0.51(0.35〜0.75)
看護師の予測	病院死亡	4.71(2.94〜7.56)	0.61(0.49〜0.75)
	6ヵ月後死亡	4.23(2.71〜6.61)	0.56(0.47〜0.68)
	6ヵ月後家に帰宅できている	2.06(1.57〜2.69)	0.51(0.40〜0.65)
	6ヵ月後1人でトイレに行ける	2.61(1.74〜3.90)	0.48(0.30〜0.78)
医師と看護師の意見一致	病院死亡	17.33(4.80〜62.62)	0.44(0.19〜1.04)
	6ヵ月後死亡	40.35(5.73〜284.28)	0.18(0.06〜0.50)
	6ヵ月後家に帰宅できている	15.24(3.94〜58.94)	0.14(0.05〜0.34)
	6ヵ月後1人でトイレに行ける	15.75(4.04〜61.46)	0.11(0.02〜0.68)

（文献12を参考に作成）

　どうですか．医師はさすがですね．やっぱり死亡に関するLR＋が概ね高いで
すね．でもそれよりもびっくりする値があります．それは，医師と看護師の予測
が一致した場合です．たとえば，6ヵ月後一人でトイレに行けるかの質問に，看
護師と医師の意見が「行ける」と一致した場合，LR＋は15.75（4.04〜61.46）で
した．とても高い効果ですね．つまり，一致すれば概ね当たるということになり
ますね．やはりここでも，医療者の直感は捨てたものではないということがわか
ります．

・・・・・・・・・・・・・・・・・・

　ここまで，検査（身体診察）の目的をはっきりさせるための方法，仮説を検証するために検査特性を知り，実際に検査をした後の確率（事後確率）も計算してみました．そのとき，並行して差し迫る危険がないかをチェックすることもしましたね．目的をはっきりさせたうえで，検査に振り回されないための4つのポイント，検査×検査で正確性を上げるための方法，最後には全体像をみて直感的に判断することも説明しました．

　ここまで学んできたことは基本的なことですが，とても大切なことです．よく訓練された医師であっても，一定数の診断の間違いは起こります．たとえば，救急外来における心不全の診断を対象としたある研究では，心エコーやX線像などを組み合わせて評価しても10%以上の診断の間違いがあったようです[13]．ましてや，われわれ看護師が，1つの検査結果だけをもとに判断することは大きな間違いのもとです．少しでも真実に近づくために，これまで学んできたように，一つ一つの患者情報（バイタルサインや症状，所見，検査結果）を丁寧に吟味し，最終的には患者の全体像と矛盾がないかアセスメントをするための視点をもてるようにしたいものです．

　さて，ここからは第3歩として，これまで学んできた知識を身につけるための総合訓練に移りたいと思います．

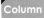

老け顔と健康関連 QOL

　医師の"直感"についてみてみましょう．一般的に医師は，外来から入院，退院後の外来フォローに至るまで，さまざまな場面でたくさんの患者さんの顔を見てきているはずです．想像するに不健康を見抜く目は相当みがかれているはずで，患者のおおよその雰囲気から，その患者が疾患に苦しんでいるかどうか直感的に判断できるとしてもおかしくないと思います．また，健康でない人は，実年齢よりも老けて見えることも多いと思います．直感的に老け顔だなと感じることと不健康であること，そこには関連があるのでしょうか．

　実際そうした研究は存在します．多くの患者の顔や疾患に触れてきた医師に，初めて診察する患者の顔を見て「何歳ぐらいに見えますか？」という質問を行い，その医師が予測した年齢と実年齢との差を「老け顔度数」として計算しました．その老け顔度数と患者が自己回答した健康に関する QOL スコアの得点が低いことが関連しているかが調査されました．老け顔と健康関連 QOL の低さに関係があるかということですね．

　その結果，実年齢よりも 10 歳以上老けて見えることは，低い QOL を予測する指標として感度 5％，特異度 99％でした．尤度比にするとLR＋1.96，LR－0.97 でした[14]．どうですか？意外とよい LR＋ですよね．このデータを知ると「老け顔＝低い健康度」というふうに見えてきてしまいますので不思議です．

第3歩
検査結果を正しく
解釈する
（検査・アセスメントの実践）

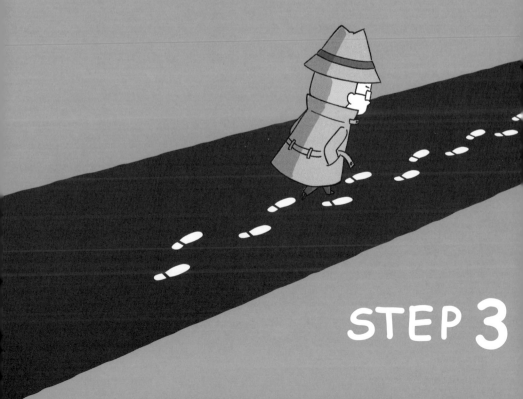

STEP **3**

　ここまで，第1歩として「探し物を明確にする（検査の目的をはっきりさせる）」ための方法，たとえば問題を同定するためのショートストーリーの作成方法と問題のリスト化について説明してきました．そして，第2歩の「本当にその身体診察でよいか（目的にあった検査を選択する）」では，検査特性や，検査の使い方，検査結果に振り回されないためのチェックポイントなどについて説明してきました．ここからは，第1歩，第2歩で学んだ知識を総動員しながら，第3歩「検査結果を正しく解釈する（検査・アセスメントの実践）」として，得られた検査結果を正しく解釈するための方法を説明していきます．といっても，この過程は具体的でなければほとんど意味をなしませんので，事例（やってみよう1〜5）をもとに検査・アセスメントを実践形式で学んでいきます．それでは，早速やっていきましょう！

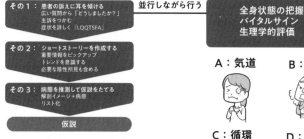

第1歩　探し物を明確にする（検査の目的をはっきりさせる）

差し迫る命の危険はない？

その1：	患者の訴えに耳を傾ける 広い質問から「どうしましたか？」 主訴をつかむ 症状を詳しく「LQQTSFA」

並行しながら行う

全身状態の把握
バイタルサイン
生理学的評価

その2：	ショートストーリーを作成する 重要情報をピックアップ トレンドを意識する 必要な陰性所見も含める

A：気道　　B：呼吸

その3：	病態を推測して仮説をたてる 解剖イメージ＋病態 リスト化

仮説

C：循環　　D：意識

本命馬　　対抗馬　　穴馬

なんとなく予想

第2歩　本当にその検査でよいか（目的にあった検査を選択する）

1. 検査の確率論的な考え方を知る
    ①事前確率？ 事後確率？
    ②感度，特異度から尤度比を導く＝事後確率
    ③ノモグラム × 尤度比
2. 検査に振り回されないために考慮すべき4つのポイントをチェックする
    ①正確性：どれくらい正確に当てられるか
    ②信頼性：誰が使っても同じような結果になるか
    ③効率性：覚えやすくてテストの時間が短い，道具がいらない，簡単で安価か
    ④有効性：上記①～③の基本的性能に加えて，医療者の行動（治療方法含む）や患者の健康状態へ良い影響を与えるか
3. 検査×検査で真理に近づく
    事前オッズ ×LR×LR
4. 直感をプラスする

質問
発熱？

あり

なし

尤度比 無限大	ある疾患の 可能性
10	+45%
5	+30%
2	+15%
1	変わらず
0.5	-15%
0.2	-30%
0.1	-45%
0	

可能性上昇　不変　可能性低下

 いくぞ！

第3歩　検査結果を正しく解釈する（検査・アセスメントの実践）

結果を正しく解釈するには，思考の訓練が必要！
なので，仮説＋検査結果を，実践例をもとに繰り返し練習する！

やってみよう1~5で
実践例をもとに
繰り返し解釈の練習を
やってみよう！

1 めまい，嘔気で来院した救急外来 患者をどう評価すればよい？

事 例

20 〇〇年 8 月 20 日，夕方，めまいを感じ，家族とともに車で来院された 65 歳男性．めまいで歩くのはつらそうで，車から救急外来までは車椅子でした．

　こうした患者の対応を最初にする医療者は，看護師であることがほとんどです．あなたがこの患者を受け持ったとして，どのようなことに注意しますか？ そして，何を追加で問診，観察，診察しますか？ ここまで説明してきたことを使ってやってみましょう．

■ めまいを見つけた看護師が外せないポイント

　「めまい」の患者さんをみるうえで看護師が外せないポイントが 2 つあります．それは以下の 2 つの危ないめまいを見逃さないことです．

> ● **小脳・脳幹**：中枢性めまいを見逃さない．
> ● **前失神状態**：循環器系の症状によるめまいを見逃さない．

　では，どうやってこの 2 つを見抜けばよいのでしょうか．まずは，ここまでの学びを活かして症状を詳しく聞くところからはじめましょう

第1歩「探し物（目的）を明確にする」

その1：患者の訴えに耳を傾ける

　まずすべきは，年齢や既往など一般的な事項とともに，症状についてよく聞くことです．一体何に困って来院されたのでしょうか？まず，すべきは，「今日はどうされましたか？」などの広い質問となります．こうした広い質問をすることで，患者は自由に自分がしゃべりたいことをしゃべってくれるはずです．ある程度，自由にしゃべっていただいた後，共感の言葉（「大変でしたね」など）を述べたら，次に症状を細かく深く聞いていくことになります．今回，LQQTSFAの呪文を唱え魔法を発動してみました．その結果は次のようになりました．

■LQQTSFA

L	どこに症状がありますか？（部位）	どこって，つらい場所があるわけじゃなくて，目が回ってるだけ．
Q	どういう症状ですか？（性状）	クルクル目が回る．回るから気持ち悪い．
Q	どの程度の症状ですか？（程度・強さ）	こんなめまいは経験したことがない．
T	いつから，どれくらいの頻度で，どれくらい症状は続きますか？また，時間経過とともに変化しましたか？（時間経過：発症時期，持続時間，頻度，変化など）	めまいがあったことは今までない．今回が初めて．日中は平気だった．普通に仕事して家に帰った．夕方，何時から起きたかは，よく覚えていない．テレビを見ていたら，めまいに気がついた．動けばめまいがひどい．今も，車椅子に乗ったり動いたからつらい．
S	どういう状況で，発症しましたか？（発症状況）	大工の仕事が終わって夕食まで時間があったので，クーラーの効いた部屋でソファーに座ってテレビを見ていたら，なんだかめまいがしてきた．これはいけないなって，ソファーに横になった．
F	どういうときに症状がよくなる？どういうときに症状が悪くなる？（寛解・増悪因子）	横になって，しばらくすると楽になってくる．起き上がろうとすると，めまいが強くなる．だからトイレに行けない．
A	他に症状はある？（随伴症状）	気持ち悪い．少し吐きそうだ．頭痛とか，どこか痛いってことはない．ろれつがまわらない．麻痺はないと思う．

　これ以外にも，本人がこの症状や状態をどう思っているかを聞くとよいでしょう．具体的には「原因はなんだとお思いですか？」「どんな治療をお望みですか？」などの質問をするとよいと思います．こうした，患者が自分の状態をどう思っているか聞く方法を「自己解釈モデル」と言います．今回の患者ならば，「親父も，めまいがするって倒れて，脳梗塞だったんだ．だから，自分も脳梗塞じゃないかと思って，心配で来たんだ」などと答えてくれるかもしれません．案外この解釈が当たっていることもありますし，患者自身が今の状態に対してどう考えているかを聞くことにより，受診の動機（ニーズ）をはっきりさせ，それに対応することで満足度が上がり，次回も適切な受診行動をとってくれやすいといったメリットもあります．

■ その1＋α：バイタルサイン測定と緊急度・重症度の評価

　続いて，バイタルサインを測定しながら，その緊急度・重要度を評価しましょう．測定したところ，以下のように NEWS スコアですと1点となりました．他の医療スタッフに報告・相談して観察を強化すればよい程度の生理学的なバイタルサインの変化です．とはいえ，ここで緊急度や重症度が低かったといえ，かならず安全であるとは言えません．とりあえず，すぐに蘇生すべきバイタルサインはないとわかるだけです．次のステップにいきましょう．

■ NEWS スコア

	3	2	1	0	1	2	3
呼吸数	≦8		9〜11	12〜20		21〜24	≧25
SpO_2 (%)	≦91	92〜93	94〜95	≧96			
酸素投与		Yes		No			
体温（℃）	≦35.0		35.1〜36	36.1〜38	38.1〜39	≧39.1	
収縮期血圧（mmHg）	≦90	91〜100	101〜110	111〜219			≧220
心拍数	≦40		41〜50	51〜90	91〜110	110〜130	≧131
意識状態				清明			意識障害

その2：ショートストーリーを作成する

先ほど，患者から得た情報をまとめてショートストーリーを以下のように作成しました．

事 例

20○○年8月20日，夕食前にソファーでくつろいでいたところ，ぐるぐると回るような，強いめまいを感じるようになり，家族とともに車で来院した65歳男性．職業は大工で，日中は症状もなく働いていた模様．既往に高血圧，糖尿病があり10年程度治療中．めまいで歩行困難．起き上がるなどの体位の変化でめまい増強，安静により改善．嘔気あり，頭痛なし．

↓

ワンフレーズ　頭を動かすことにより増悪する初発の回転性のめまい
キーワード　回転性のめまい，頭痛なし，頭位，初発（めまいの既往なし）

その3：病態を推測して問題を列挙する，仮説をたてる

ここでは先ほどのワンフレーズ，キーワードを駆使して，問題点を挙げる必要があります．まず，この患者に考えられる，疾患や状態を思いつくかぎり挙げてみてください．このときに構造や解剖をイメージして考えるとよいのでしたね．頭ですので，皮膚，目，耳，頭骨，脳神経と血管がありますね．このうちめまいの症状に関係があるのは，以下の3つでしょうか．

①**脳のうち小脳と橋**：平衡感覚の司令塔．ここで最終的に平衡か判断してます．
②**聴覚に関連した神経と耳系（蝸牛など含む）**：位置を判断するためのセンサーと情報を司令塔に伝えるコード．この片方がダメなら，もう片方からの偏った情報しか司令塔に入ってこなくなります．

③**脳に血液を送る心臓**：酸素や糖といった必要なものが血液で脳に運ばれて初め
て機能します．ですので，いきなり物資が運ばれなくなれば，ぷつんと途切れ
たようになります．これが起こる前ぶれでめまいを感じることがあります．

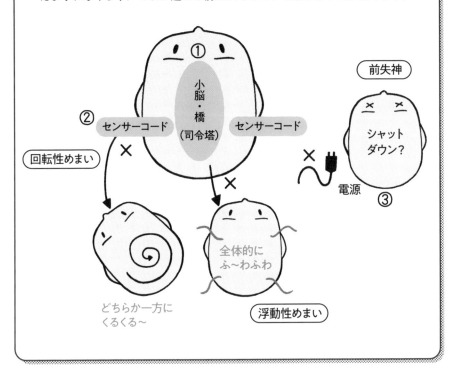

これらに何かがあれば，めまいなどの症状が起こるはずです．より詳しく考え
るならば VINDICATE でしたね．今回は，VINDICATE を使って詳しくやりません
が，たとえば次のような疾患や状態は外せません．

①**脳（小脳・橋）の問題**：小脳梗塞，脳出血などの脳卒中
②**耳と神経の問題**：良性発作性頭位めまい症（BPPV），前庭神経炎
③**脳に血液が届かない**：不整脈，循環器系の疾患（重度の大動脈弁狭窄症など）

このなかからとりあえずの本命馬，対抗馬，穴馬を決めます．このうち脳と循環器系は何かあったら危なそうですし，早めの対処が必要ですので，かならず疑う必要がありますね．ということで，今回は，本命馬を小脳梗塞など「脳卒中」，対抗馬を「BPPV」，穴馬で不整脈を含めた「循環器系疾患」としました．こうした疑う疾患や状態がある程度リスト化されたら，それらに必要な追加の観察を行います．

> **①本命馬**：脳卒中
>
> **②対抗馬**：BPPV
>
> **③穴馬**：循環器系疾患

🔅 第2歩　目的にあった検査を選択する（仮説を検証する）

◻️ 小脳・脳幹：中枢性めまいを見逃さないための身体診察

　もし本命馬を BPPV と考えたとしても，めまいの患者をみたら，かならず中枢性めまいを見逃さないための身体診察を行う必要があります．といってもたくさんあるわけではなく，3 つの目の症状（①注視方向交代性眼振の有無，②斜偏倚の有無，③ HIT）が特に重要です[1]．この 3 つを詳しく説明していきます．

1）注視方向交代性眼振の有無

　指やペンライトなどを目の前に出して，患者から 50 cm くらい離します．指先を上下左右に動かし目で追ってもらいます．目だけで追ってもらいたいので，「顔は動かさないでください」と伝え，もし動いてしまうようならば患者の頭を軽く押さえます．このとき，虹彩で眼球結膜が隠れるぐらいまで目を外転させた状態で眼振を観察しましょう（虹彩と眼球結膜については次ページの図を参照ください）．

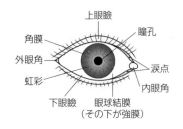

上眼瞼
瞳孔
角膜
外眼角
虹彩
涙点
内眼角
下眼瞼
眼球結膜
（その下が強膜）

　以下の図のように末梢性眼振と違って，患者の目が右側を注視しているときに右向きの眼振が出現し，左側を注視しているときに左向きの眼振が出現すれば注視方向交代性眼振（中枢性眼振）ありという判断になります．また，中枢神経系の病変の大きさによっては，上下の方向にも注視性の眼振が観察できることがあります．

■ 注視方向交代性眼振（中枢性眼振）　　■ 定方向性（方向固定性）眼振（末梢性眼振）

右側を見る
右向きの眼振

右向きの眼振
左側を見る

右側を見る
右向きの眼振

左側を見る
左向きの眼振

2）斜偏倚の有無

　次ページの図のように，正面を見てもらったときに一方の眼球が上転し，もう片方は下転するような眼球の変位を斜偏倚と言います．上方を見てもらったときにも両方の眼球が別々の方向を向きます．こうした眼球の変位は，中枢性病変（中脳あるいは延髄レベルの下転眼側の病変など）がある可能性を示唆しています．カバーアンカバー試験という試験を行うと同定しやすいと言われています．この試験は，何かで一度おおった目がおおいをとったときにどのように動くかをみる検査です．目のおおいをとっても，それぞれ目に動きがない場合は正位（異常なし）ということになります．

■ 斜偏倚

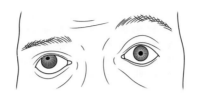

3）HIT（Head Impulse Test）

　3 つのうち最後の検査が HIT になります．これは頭を振る検査です．「わたし（検査をする人）の鼻を見続けてください」と伝えて，素早く 20 回ほど回旋させます．このとき，めまいのある患者は嘔気があることも多いため，実施時には注意が必要です．もし，前庭眼反射が障害されている場合は，患者の眼球は頭部とともに動き，診察者の鼻を見続けることができません．そのためいったん目線が離れ，その後，検査する人の鼻を見ようとして目線が戻ります．このいったん目線が離れてしまう状態をもって試験陽性（異常）とします．めまいのある患者で，この検査が異常ならば末梢性めまい（前庭眼反射の障害がある）ことになります．逆に正常である場合，前庭眼反射に障害のないめまいであることになり，小脳や橋含む中枢性のめまいの可能性が高くなります．

■ HIT（Head Impulse Test）

患者の目線が鼻から外れない

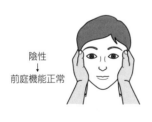
陰性
↓
前庭機能正常

患者の目線がいったん鼻から外れる

陽性
↓
前庭機能異常

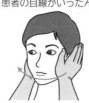

以上の注視方向交代性眼振，斜偏倚，HIT の所見［まとめて HINTS（Head Impulse, Nystagmus, Test of Skew）という］をすべて観察します．HINTS（3 つの所見すべてがあるかどうか観察する）による中枢性めまいの感度・特異度・尤度比は以下の通りです．

■ 中枢性めまいを疑う所見の感度・特異度・尤度比

	感度	特異度	LR＋	LR−
HIT 試験正常	85%	95%	18.4	0.16
注視方向交代性眼振あり	38%	92%	4.5	0.68
斜偏倚あり	30%	98%	19.7	0.71
HINTS（上記 3 所見）	100%	96%	25.0	0.00

（文献 1 を参考に作成）

中枢性めまいの事前確率？

救急外来に来院されためまいの患者さんのうち，中枢性めまい（脳卒中など）の患者は 3〜5％程度と考えられています．

✍ 第 3 歩　検査結果を正しく解釈する

HINTS の LR＋，LR−の診断性能は非常に良好です．中枢性めまいの患者さんは 3〜5％でしたね．したがって，次ページのノモグラムのように HINTS が陰性であれば，ほぼ中枢性のめまいの可能性はないという結果になります．逆に陽性であれば，60％以上の確率で中枢性のめまいである可能性があるという結果になりますので，医師に報告して追加の検査を行うといった経過になると思われます．このように HINTS によって，危険な中枢性のめまいはこれで概ね判断できるかと思います．

また，循環器系のめまい（前失神）に関しては，血圧や脈拍，不整脈などのバ

イタルサインや，立ち上がる動作に伴う症状の悪化など問診にヒントがある場合もあります．さらに，前庭神経症状もないため今回学んだ HIT は正常になるはずです．こうしたところから考える必要があります．

　本来いくつかの検査を組み合わせて，真理に近づいていきますが，今回の HINTS はそもそもいくつかの検査を組み合わせて，検査の精度を正確にしています．ですので，この HINTS でかなり正確に問題を判別できます．また，めまいの多くは末梢性であり，診断が正確につかないめまいが多いのも特徴です．とりあえず，危険な病状がありそうかを判断して，細かな診断は医師に引き継ぐという姿勢でも問題ないかもしれません．

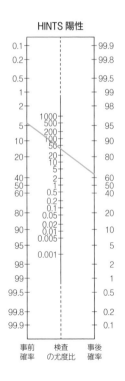

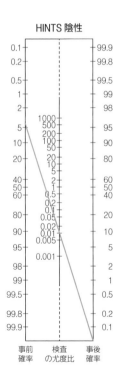

人工呼吸中の患者の意識状態の適切な評価方法：
Full Outline of UnResponsiveness（FOUR）score

　意識状態を評価するためのツールは，意外と少なくて日本で開発された Japan coma scale（JCS）や英国グラスゴー大学で開発された Glasgow coma scale（GCS）が有名です．とはいえ，これらのツールは，脳幹機能障害や呼吸様式の評価が含まれていないこと，また挿管し人工呼吸中の患者では言語の評価が困難であるといった問題がありました．そのため 2000 年代に，脳幹機能や呼吸様式を含む FOUR スコアが開発されました．このスコアは図のように目の反応，四肢の動き，脳幹機能，呼吸様式の 4 項目を評価します．ICU ではこちらのスケールのほうが有用である可能性があります．また鎮静状態であれば，まず鎮静薬を中断し，その後に評価するほうが望ましいとされています．

■FOUR スコア

Eye response（眼反応）

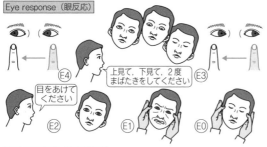

上見て，下見て，2 度
まばたきをしてください

目をあけて
ください

E4：開眼する．またはすでに開眼しており，指示に従い追視．またはまばたきをする
E3：開眼するが，追視はしない
E2：閉眼しているが，大きな声で呼ぶと開眼する
E1：閉眼しているが，痛み刺激で開眼する
E0：痛み刺激でも閉眼している

Motor response（運動反応）

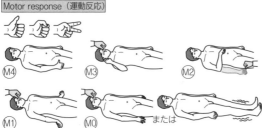

または

M4：指示に従いサムアップ（親指を立てる）・グー・チョキができる
M3：痛みに対し手で払う
M2：痛みに屈曲反射を示す
M1：痛みに伸展姿勢を示す
M0：痛みに反応なし．または全般性ミオクローヌス

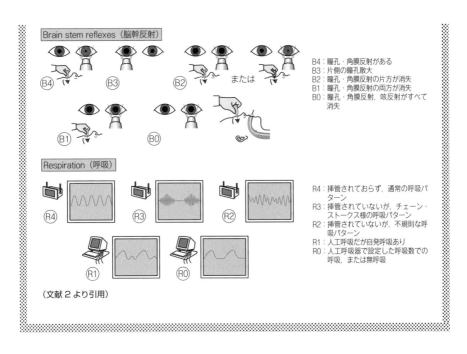

Brain stem reflexes（脳幹反射）

B4：瞳孔・角膜反射がある
B3：片側の瞳孔散大
B2：瞳孔・角膜反射の片方が消失
B1：瞳孔・角膜反射の両方が消失
B0：瞳孔・角膜反射，咳反射がすべて
　　消失

Respiration（呼吸）

R4：挿管されておらず，通常の呼吸パ
　　ターン
R3：挿管されていないが，チェーン・
　　ストークス様の呼吸パターン
R2：挿管されていないが，不規則な呼
　　吸パターン
R1：人工呼吸だが自発呼吸あり
R0：人工呼吸器で設定した呼吸数での
　　呼吸，または無呼吸

（文献 2 より引用）

循環血液量の減少は
どう評価すればよい？

◎ 事 例

大腸がんの術後3日目，喉の渇きを訴える85歳男性．既往に高血圧あり．
尿量 12.5 mL/ 時で，脱水かな？ とあなたは考えている．

　さあ，この患者を評価してみましょう．あなたがこの患者を受け持ったとして，どのようなことに注意しますか？ そして，何を追加で問診，観察，診察しますか？ ここまで説明してきたことを，使ってやってみましょう．

☐ 脱水？ 循環血液量の減少？ を疑った看護師が外せないポイント

　この患者では，「脱水，つまり細胞内の水分量が減少した状態」と「循環血液量（細胞外の水分量）が減少した状態」を両方疑う必要がありそうです．そのうえで術後のこの患者をみるうえで看護師が外せないポイントが2つあります．それはやや危ない以下の2つを疑うことです．

> - 急性の体液喪失なのか（出血など）．
> - 敗血症などの重症疾患は隠れていないか．

🔋 第 1 歩　探し物を明確にする（検査の目的をはっきりさせる）

☐ その1：患者の訴えに耳を傾ける，＋αを評価する
　（バイタルサインの測定と緊急度・重症度の評価）

　呼吸・循環に影響を与える疾患や症状を見つけたら，患者の訴えに耳を傾けはじめるとともに，すぐにバイタルサインの評価をしたほうがよいと言えます．今

回の症例のように循環血液量の減少が疑わしいなら，先にバイタルサイン測定を始めましょう．その結果から緊急度・重要度の評価をし，緊急度・重症度が低いと判断できればゆっくり話をまとめることになります．

　今回，本例を測定したところ，以下のように NEWS スコアですと 4 点となりました．他の医療スタッフに報告・相談して観察を強化すればよい程度の生理学的なバイタルサインの変化です．とはいえ，血圧は低下し，脈拍も上昇しています．NEWS では緊急度や重症度が低かったといえ，かならず安全である感じはしません．とりあえず，すぐに蘇生すべきバイタルサインはないとわかるだけですので，この原因は何か注意深く評価する必要がありそうです．では，患者の訴えも詳細にみていきましょう．

■ NEWS スコア

	3	2	1	0	1	2	3
呼吸数	≦8		9～11	12～20		21～24	≧25
SpO₂ (%)	≦91	92～93	94～95	≧96			
酸素投与		Yes		No			
体温（℃）	≦35.0		35.1～36	36.1～38	38.1～39	≧39.1	
収縮期血圧 (mmHg)	≦90	91～100	101～110	111～219			≧220
心拍数	≦40		41～50	51～90	91～110	110～130	≧131
意識状態				清明			意識障害

□　その 2：もう一度詳しく訴えに耳を傾ける

　今回は SAMPLER を使って，年齢や既往など患者さんに起きていることを推測するうえで，知っておいたほうが情報を集めてみました．ちなみに，症状のところで，LQQTSFA の一部についても聞いています．LQQTSFA のうち，喉の渇きのような症状のように，「どこに症状があるか？」などで答えにくいものは省いています．話を聞いたところ次のようになりました．

■ SAMPLER

S	Sign and symptom （症状と所見） （LQQTSFA 含む）	大腸がん術後 3 日目．喉の渇きを訴える85 歳男性．夕方くらいから，喉が渇いてしょうがない（口腔内の乾燥）．非常につらくすぐにでも水が飲みたい．症状は同じように続いていて，よくならない．うがいをすれば一時的によくなるが，本当に一時的である．口の中も乾燥してカピカピになってしまった．痰も出しにくい．腹痛など他の症状や関連症状はない．創部：発赤・腫脹・熱感・疼痛なし．視診上は明らかな出血はなさそう．尿量：12.5 mL/ 時
A	Allergy（アレルギー）	なし
M	Medication （投与されている薬剤）	ソルデム 3A 500 mL，80 mL/ 時 硬膜外鎮痛
P	Past medical history （既往歴）	高血圧のみ
L	Last meal（最後の食事）	術後，絶食
E	Event/Environment [現病歴 / 状況や環境因子 （酒・タバコ含む）]	術後経過は良好．ドレーンなし 酒：機会飲酒 タバコ：術前 1 ヵ月前まで 20 本 ×30 年
R	Risk factors （疾病のリスク因子）	肥満：身長 160 cm，体重 90 kg，BMI 35

■ その 3：ショートストーリーを作成する

　患者から得た情報をまとめてショートストーリーを以下のように作成しました．

事例

20 ○○年 9 月 20 日，大腸がんの術後 3 日目，口腔内の乾燥・喉の渇きを訴える 85 歳男性．既往に高血圧あり．術後，ソルデム 3 A 80 mL/ 時が投与され，尿量は 12.5 mL/ 時と少なく，血圧 98/55 mmHg，脈拍 114/ 分と若干の血圧低下と頻脈を呈している．創部を含む術後経過に異常はなく，また他の症状はない．

↓

ワンフレーズ　大腸がん術後 3 日目の口渇を伴う血圧軽度低下，頻脈，尿量減少

キーワード　術後の低血圧，頻脈，尿量減少

■ その 4：病態を推測して問題を列挙する，仮説をたてる

先ほどのバイタルサインと，事例紹介の情報で気になる点があります．それは高齢者であることと，高血圧の既往にもかかわらず，収縮期血圧が 90 台であることです．こうした循環に問題のある患者をみたらショックの分類とその原因を元に病態を推測すると，簡単に考えることができます．

ショックとは組織酸素代謝障害による臓器不全です．この原因には以下の表のようなものがあり，血液分布異常性ショック，心原性ショック，血液量減少性ショック，心外閉塞・拘束性ショックの 4 つに分類されることが多いです．

■ ショックの 4 つの分類

血液分布異常性ショック	敗血症，アナフィラキシーショック，薬物，毒物，輸血，副腎クリーゼ，粘液水腫性昏睡，神経原性ショック，心肺蘇生後症候群，体外循環後
心原性ショック	心筋症，心筋梗塞，弁膜症，重症不整脈，心筋炎
血液量減少性ショック	出血，脱水
心外閉塞・拘束性ショック	緊張性気胸，肺塞栓，心タンポナーデ

とはいえ，これはわかりにくいことが多いなと感じています．ですので，これとは別に，簡単にショックの原因を，

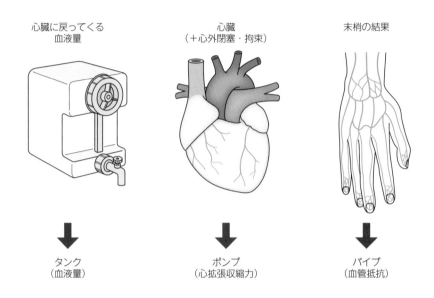

心臓に戻ってくる 血液量	心臓 （＋心外閉塞・拘束）	末梢の結果
↓	↓	↓
タンク （血液量）	ポンプ （心拡張収縮力）	パイプ （血管抵抗）

の3つにまとめると分けるとわかりやすいと思います．このうち3つめのパイプ（血管抵抗）を原因にしたショックがややわかりにくいので，敗血症性ショックを例に少し詳しく説明します．

■ 敗血症性ショックで血圧が下がるのはなぜ？

敗血症という言葉は，病院にいれば一度は聞いたことがある言葉ではないかと思います．ちなみに，この敗血症とは何かというと，「感染症に対する制御不能な宿主生体反応によって引き起こされる生命を脅かす臓器障害」と定義されています[1]．つまり敗血症と感染症の違いは，「生命を脅かすような臓器障害が起こっているか，いないか」ということになります．要するに，敗血症とは予後の悪そうな（死亡率の高い）重症な感染症患者を指す言葉です．

敗血症では，炎症（過剰な抗炎症反応や凝固異常を含む）そのものによる障害

と，炎症の結果起きた循環不全による障害の 2 つが生じます．たとえば，肺で炎症が起こると，血液を介して（炎症性の物質によって）全身に反応が広がるのですが，このとき全身の血管も障害されます．その結果さまざまな臓器障害が起こります．この血管の障害とそのとき起こる変化を知らずして，輸液管理とそのケアを学ぶことはできません．逆に言えば，この点がわかれば，あとは簡単な話なのです．それでは，具体的にどう影響を受けるのかみていきましょう．

1）炎症で漏れ出て，血液が少なくなる

　（感染症でなくても）炎症が起こると，血管内から全身のすみずみの組織へと菌と戦うための兵士（好中球やマクロファージなど）を送り出そうと血管のすき間が広がります．このとき，この反応が過剰になりすぎないように免疫反応の中和剤なども運びます．にもかかわらず，反応が過剰になると血管内側の細胞が傷つき壊れ，壁としての機能が低下してしまいます．そして，広がりすぎたすき間からいろいろなものが細胞周囲へと移動してしまうわけです．これを血管透過性の亢進といいます．透過性とは物質の通過しやすさと考えてもらえればわかりやすいです．このとき水分も血管外へ移動するため，血管内の水分量（血液）が少なくなってしまいます．

2）血管が広がる＝相対的に血液が足りない

　血管外に水分が漏れ出るだけではありません．炎症反応（炎症物質や一酸化窒素などによる反応含む）により全身の血管が拡張します．広がった末梢の血管にたくさんの血液が集まることで，末梢温が上がり手足がポカポカとします．そして，全身の血管が広がるということは，血液の受け皿が大きくなるということを意味しています．この状態は次ページの図のように，「普通のコップから大きなコップへと中身を移した状態」に似ています．図左ではなみなみと注がれていた水が，コップが大きくなることによって半分くらいの量になったかのように見えますね．これと同じことが敗血症の初期の患者にも起こります．これを血管拡張に伴う相対的血管内容量減少によるショック（または“warm shock”）といいます．難しい呼び名では“distributive shock”（血液分布異常性ショック）と呼ばれることもあります．とにかく，血管が広がった結果，心臓へ戻ってくる血液が少

なくなり，血圧が低下するわけです．

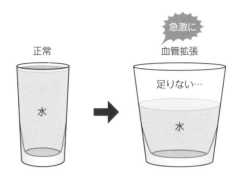

正常

急激に
血管拡張

足りない…

水

水

3）敗血症で心機能が低下する？

　敗血症では，心臓が頑張って全身へ血液をたくさん送ろうとする傾向がありま
す．これは菌と戦おうと代謝が高まり（全身の酸素需要の増加），それに応じて
血液の供給量を増やそうとしているためです．しかし，その一方で敗血症患者の
心筋は構造的にも機能的にも障害されてしまいます．つまり，心臓の収縮力が低
下しているわりに頑張って血液を送り出そうとしている状態になってしまうわけ
です．この原因には，少し難しいですが，炎症性物質や血管透過性亢進に伴う心
筋細胞浮腫・ミトコンドリア機能障害などが考えられています．この敗血症によ
る心筋障害を"sepsis induced myocardial dysfunction（SIMD）"と呼びます．
SIMDでは駆出率低下を補うために，1回拍出量を保とうと心室が拡張し，脈拍
数も増加します（もちろん発熱の影響もあります）．したがって，SIMDの心臓
は，あたかも拡張型心筋症のようにみえるようです．そして，この状態を"hy-
perdynamic state（高心拍出量状態）"といいます．特に心筋障害が重度な場合
は，ポンプ機能の低下から血圧低下をきたします（心原性ショック）．

4）敗血症性ショックをまとめると…

　ここまでの話をすべて，まとめると図のようになります．もう一度説明すると
敗血症の初期には，末梢の血管は広がり，また血管透過性が亢進することにより
循環血液量が不足する現象が起こります．これにより平均動脈圧（mean arterial

pressure：MAP）や中心静脈圧（central venous pressure：CVP）は一般的に低下します．また，心機能が低下しているにもかかわらず，全身に求められるがままに血液をたくさん送ろうするので，心臓は活動性を増加させます（脈拍数増加，心拍出量増加）．そして，この状態が続くと心臓がへたばってくるわけです．

これが敗血症性ショックの主な原因です．したがって，血液量が足りないのであれば増やせばよいといえますし，血管が拡張しているのならば収縮させればよいともいえます．

■血圧低下！　汲む量と頻度を増やして対処する

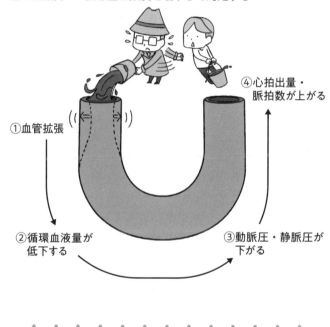

①血管拡張

②循環血液量が
低下する

③動脈圧・静脈圧が
下がる

④心拍出量・
脈拍数が上がる

やや話が脱線してしまいましたが，今回の事例でもう一度考えてみましょう．次の3つのどこかに問題がある可能性が高いのでしたね．

> ①**血液の量**＝タンク
> ②**心臓**＝ポンプ
> ③**血管抵抗**＝パイプ

　この３つを考えるうえで，注意すべきことがいくつかあります．特に今回は，術後です．たとえば術後ですから，術部からの時間をおいた出血の可能性があります．他にも，ストレスによる消化管の出血や，下痢や嘔吐など消化管の症状に由来する可能性があります．はたまた，敗血症による血圧の低下，脈拍の上昇といった可能性もあります．敗血症では末梢血管が広がり，相対的に体液が少なくなっている可能性があるわけです．というわけで，今回の患者は，本命は，血液量が少なくなっている疾患である「脱水や出血」を，対抗馬として，血管が広がり太くなった結果，血液量が相対的に足りない「敗血症」を疑うことにします．また，術後の「心筋梗塞」が一定数起こり得ますので，穴馬としました．

> ①**本命馬**：脱水や出血
> ②**対抗馬**：敗血症
> ③**穴馬**：心筋梗塞

💊 第２歩　本当にその検査でよいか（目的にあった検査を選択する）

◻ 血圧低下の原因を見分けるための検査

　今回は循環血液量の減少を見極める身体所見について話をしぼって解説します．ナトリウム値や，BUN とクレアチニン値などの血液検査によっても脱水は判断できます．またヘモグロビンなどの値で，貧血が進行しているのか，その背景に出血があるのかを判断できることもあります．しかしながら，血液検査などは概ね結果が出るまでに時間がかかるものです．そこで，ここではそうした血液

検査の前の身体診察を中心に話を進めていきます．

1）急性失血を疑うサイン

　嘔吐，下痢，飲水量の減少，出血などによって循環血液量が減少した患者かどうか判断するためには，どうしたらよいのでしょうか？ この表は，仰臥位時のバイタルサインと，仰臥位から立位になったときのバイタルサインの変化から，中程度の失血（450〜630 mL）と多量失血（630〜1,150 mL）をどの程度予測できるかをみています．

　LR＋は数値が高いほど，LR－は数値が小さいほどよいのでしたね．また，どちらの数値も1に近いほど，所見があった場合（なかった場合）に疾患の確率を変化させないのでしたね．では，ぱっと見どうでしょうか？ 立位になったときの症状の悪化，脈拍≧30/分の増加は使える数値といえます．脱水を疑う場合，この症状や所見があったとき，かなり循環血液量が少ない状態（下痢などによる脱水を含む急性失血）である可能性が高いといえます．したがって，今回の患者の場合には，立位などの体位を変化させたときの脈拍の変化を評価するとよいでしょう．逆に，LR－はどれも1に近く，この表の所見ではどれも陰性（症状がなかった場合）の場合に脱水や出血などの急性失血がないといえないことになります．

■ 急性失血を疑うサインの感度・特異度・尤度比

	感度		特異度	LR＋ （中程度 の失血）	LR－ （中程度 の失血）
	中程度の失血 （450〜 630 mL）	多量失血 （630〜 1,150 mL）			
立位で脈拍≧30/分の増加， または症状の悪化で立位不能	22% （6〜48）	97% （91〜100）	98% （97〜99）	11.0	0.80
立位による ＞20 mmHg の収縮期 血圧低下　65歳以上	9% （6〜12）		94% （84〜99）	1.5	0.97
立位による ＞20 mmHg の収縮期 血圧低下　65歳以下	27% （14〜40）		86% （76〜97）	1.9	0.85
仰臥位時の＞100/分の頻脈	0% （0〜42）	12% （5〜24）	96% （88〜99）	—	—
仰臥位時の収縮期血圧 ＜95 mmHg	13% （0〜52）	33% （21〜47）	97% （90〜100）	4.3	0.90

（文献2を参考に作成）

2）高齢者の脱水を疑う一般的な身体所見？

　一般的な脱水の身体所見を表にしました．これをみると，高齢者のツルゴールはほとんど使えない所見といえます[3]．よく考えればわかると思いますが，そもそも加齢に伴い皮膚の弾性が低下し，ツルゴール陽性とはどこからかよくわからなくなってきますね．

　陽性だった場合に有効な所見としては，「腋窩の乾燥」の指標が比較的使用に耐えうる所見といえます．続いて「窪んだ眼窩」といったところでしょうか．陰性だった場合に有効な所見は「口腔・鼻腔の乾燥」と「舌に縦じわができる」です．この2つの所見は「なかった場合」には脱水を除外するのに役に立つといえます．

■ 成人〜高齢者の脱水所見と感度・特異度・尤度比

	感度	特異度	LR＋	LR−
脈拍数≧30/分の増加	43%	75%	1.7	0.8
腋窩の乾燥	50%	82%	2.8	0.6
	44%	89%	4.0	0.6
口腔・鼻腔の乾燥	85%	58%	2.0	0.3
舌の乾燥	59%	73%	2.1	0.6
舌に縦じわができる	85%	58%	2.0	0.3
窪んだ眼窩	62%	82%	3.4	0.5
	56%	61%	1.4	0.7
ツルゴール	22%	83%	1.3	0.9
錯乱	57%	73%	2.1	0.6
脱力	43%	82%	2.3	0.7
会話困難	56%	82%	3.1	0.5
	22%	72%	0.8	1.1

（文献2，3を参考に作成）

3）CVP では，循環血液量は予測できない？

　他にも，昔から循環血液量を評価する指標として中心静脈圧（CVP）が使用されてきました．術後であれば，中心静脈ラインが入っていることも多いかと思い

ます．したがって，CVPを測定することもできるはずです．しかしながら，近年CVPと肺動脈カテーテルで測定された心拍出量とは相関がないこと[4]や，CVPの一時的な測定値も経時的変化も適正輸液の予測とはならないこと[5]がいわれています．そもそも同じ輸液量でも図のように血管の太さや血液量によってCVPの変化値は異なります．どのくらいあてにならないかというと，コイントスと同じくらいです．つまり，当たる確率50％，外れる確率50％ということです．したがって，術後にCVPを測定することをやめることが多くなってきています．皆さんの施設ではどうでしょうか？

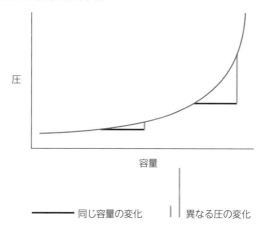

■ 同じ輸液量でも，血管の太さや血液量（容量）によって
CVP変化値は異なる

4）輸液に反応する循環血液量減少か判断する

　実際に輸液が必要な循環血液量の減少かどうか，簡単に評価する方法があります．1つは，輸液を実際に行い，血圧や心拍出量，尿量が増えるかで判断する方法です．ただし，一度入れてしまった輸液は，尿として出る以外戻ってきませんから，できれば輸液前に必要な状況かを判断したいものです．では，そうした場合どのように判断したらよいのでしょうか？ これを解決するための方法の1つに「足を上げるだけ」で判断できる指標があります．それはPLR（passive leg raising）と呼ばれるものです[6]．PLR の評価方法は以下の図のように，ベッド上で寝ている患者の下肢を持ち上げたときに心拍出量が増えるか否かで判断します．下半身の血液を心臓へ送り，そのときの反応のしかたで，輸液によって心拍出量や血圧などが効果的に増えるか判断しようというわけです．このとき PLR で心拍出量（血圧でも可）が増えることを，輸液反応性があるといい，輸液を行っても同様の効果が得られやすいと判断できます．また，心拍出量や血圧以外にも，毛細血管再充満時間（capillary refilling time：CRT）や SpO_2 モニターの灌流指標（perfusion index：PI）が改善するかでも，輸液反応性は判断できます．

■PLR

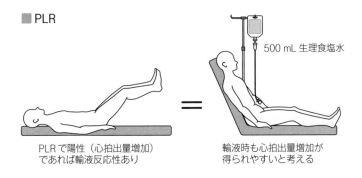

PLR で陽性（心拍出量増加）
であれば輸液反応性あり

500 mL 生理食塩水

輸液時も心拍出量増加が
得られやすいと考える

　この PLR によって輸液反応性のあるなしが評価できれば，これから行う輸液が効果的か否かが判断できるわけです．PLR 施行後の各指標別尤度比を次ページに示します．CRT に関しては，特異度が 100％となっているため LR＋が非常に高く計算できません．

■ PLR 施行後の各指標でみた感度・特異度・尤度比

PLR 施行後の各指標	感度	特異度	LR+	LR−
心拍出量増加	89.4% (84.1〜93.4)	91.4% (85.9〜95.2)	10.4	0.12
脈圧（収縮期血圧−拡張期血圧）増加	59.5% (47.4〜70.7)	86.2% (75.3〜93.5)	4.3	0.47
CRT の秒数が 25%以上短縮	87% (73〜100)	100% (74〜100)	−	0.13
PI*が>9%増加	91% (76〜98)	79% (63〜90)	4.3	0.11

*PI は：SpO_2 モニターによる.
（文献 7〜9 を参考に作成）

術後の脱水の事前確率？

　術後の脱水は，一般的で大腸がん術後の 27.7％にも及ぶといわれています[10].
今回は，こうした文献のデータを元に結果を解釈していきましょう．

第3歩　検査結果を正しく解釈する（検査・アセスメントの実践）

　医療面接の結果からは，感染症を疑う所見はなさそうに思います．したがっ
て，まずは脱水を評価することになります．バイタルサインから評価すると，脈
拍は 100/分以上と高いことがわかり，頻脈の原因となる何かを疑わせます．し
かしながら，頻脈は感度・特異度とも低く，この所見によって循環血液量を評価
することはできません．そこで，まずは立位ができるかどうか判断するのがよい
と思います．術後順調にリハビリしていたのに，今夜に限っては立つのがしんど
そうなどがあれば，循環血液量の低下を強く疑うことができます．また，立位が
とれそうであれば脈拍の 30/分以上の増加があるかどうかで判断することもでき
ます．立位をとることを躊躇する状況であれば，口腔や鼻腔の乾燥に加え，腋窩
の乾燥（あれば脱水の可能性が高い）があるか判断するとよいでしょう．たとえ
ば，次ページの図のように腋窩の乾燥があるだけでも，脱水の可能性は 70％近
くになります．腋窩の乾燥などの所見があれば，最後に CRT または PI によって輸

液反応性を評価して医師に報告し，輸液を追加するなどを行うとよいように思います．

■ 腋窩の乾燥あり（LR＋4）

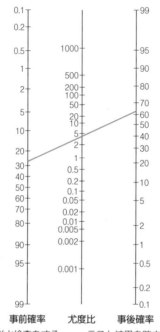

事前確率 　　　尤度比　　　事後確率

脱水検査をする　　　テスト結果を踏まえた，
前の可能性　　　　　この人が本当に
　　　　　　　　　脱水かどうかの確率

ショック患者！ とりあえず何をどれだけ輸液？

　まず図を見てください．投与された輸液はすべて血管内に残るわけではありません．どのくらい残るのかは輸液に含まれるナトリウム濃度で決まります．投与されたナトリウムは基本的に細胞内に入らず，血液を含む細胞外液に残ります．このとき細胞外のナトリウムが濃くなりすぎないように（一定になるように），水分も細胞外に残ります．生理食塩水なら，細胞外液と同じナトリウムの濃さなので，水分もすべて細胞外液に残ります．一方，ソリタT1などの低張性電解質開始液（1号液）は，細胞外液よりナトリウムの量が少ないので，それに応じて，水分も細胞内に逃げていきます．敗血症などのショック状態では，できるだけ血管内に溜まるものを選択する必要があります．たとえば，生理食塩水やリンゲル液などです．また，細胞外，特に血管内にとどまるという意味では，アルブミン製剤や人工膠質液を思い浮かべる人もいるかもしれませんが，現在のところこれらの製剤のメリットは確認されていません．ガイドラインなどでは，アルブミン製剤や人工膠質液を用いないことを弱く推奨しています[11]．

■ナトリウムの濃さで決まる輸液の分布

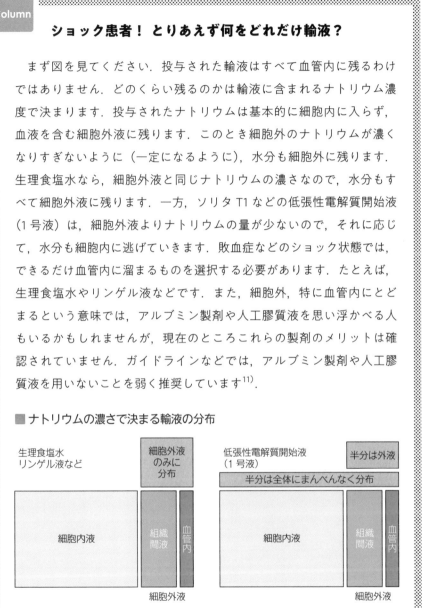

　敗血症ガイドラインをのぞいてみましょう．初期蘇生における輸液量として，細胞外液補充液を 30 mL/kg 以上投与することを推奨しています[11]．となると，たとえば 50 kg の患者ならば，30 mL×50 kg で 1,500 mL 以上投与せよということになります．これは初期蘇生における投与量ですので，イメージとして救急外来から ICU 入室直後くらいまでの間に投与といった感じです．

　蘇生輸液後の投与量と速度に関しては，はっきりしていません[11]．ただし，輸液過剰は害になるので注意する必要があります．たとえば，次の図のように敗血症性ショックに対しては，発症 6 時間以内の 20 mL/kg 以上の初期輸液蘇生後（CVP≧8 mmHg）に，連続 2 日間輸液バランスがゼロかマイナスバランスになるように管理することで良好な予後につながるようです[12]．そのため最低限の輸液を，場合によってはカテコラミン投与と組み合わせて行う必要があります．続いて，過剰輸液にならないための指標と敗血症輸液のゴールについて考えるためにも，脱水なのか輸液反応性はあるのか適切に評価したほうがよいでしょう．

■ 敗血症の輸液管理と死亡率

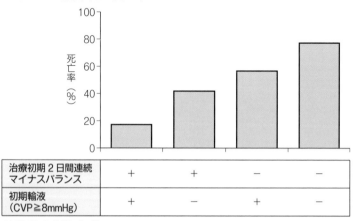

治療初期 2 日間連続 マイナスバランス	＋	＋	－	－
初期輸液 （CVP≧8mmHg）	＋	－	＋	－

（文献 12 を参考に作成）

3 心不全は身体所見だけで判断できる？

事例

20○○年9月26日，大腸がん術後4日目で，既往に高血圧，中程度僧帽弁逆流症のある81歳男性．夜間に咳がひどくなり呼吸困難を感じて目覚めた．その後，呼吸困難のため臥位で眠ることができず，ナースコールをした．このような症状は初めてである．

呼吸困難に出会った看護師が外せないポイント

呼吸困難の患者さんをみるうえで看護師が外せないポイントは，急性心筋梗塞，肺血栓塞栓症，緊張性気胸などの緊急度の高い危険な疾患が隠れていないか，かならず疑うことです．

第1歩　探し物を明確にする（検査の目的をはっきりさせる）

その1：患者の訴えに耳を傾ける，＋αを評価する
（バイタルサインの測定と緊急度・重症度の評価）

呼吸・循環に影響を与える疾患や症状を見つけたら，まずすべきことはバイタルサインの確認でしたね！患者の訴えに耳を傾けはじめるとともに，すぐにバイタルサインを評価しましょう．その結果から緊急度・重症度が低いと判断できれば，ゆっくり話をまとめることになります．NEWSスコアは次ページの図のように3点でした．とはいえ，血圧は172/92 mmHg，脈拍も上昇しています．とりあえず，すぐに蘇生すべきバイタルサインではなさそうですが，この呼吸困難の原因は何か注意深く評価する必要がありそうです．では，患者の訴えも詳細にみていきましょう．

■ NEWS スコア

	3	2	1	0	1	2	3
呼吸数	≦8		9~11	12~20		21~24	≧25
SpO₂（%）	≦91	92~93	94~95	≧96			
酸素投与		Yes		No			
体温（℃）	≦35.0		35.1~36	36.1~38	38.1~39	≧39.1	
収縮期血圧（mmHg）	≦90	91~100	101~110	111~219			≧220
心拍数	≦40		41~50	51~90	91~110	110~130	≧131
意識状態				清明			意識障害

その2：もう一度詳しく訴えに耳を傾ける

　バイタルサインで危険な状態にないか評価しながら，年齢や既往など一般的な事項とともに，症状についてよく話を聞きましょう．ナースコールによって患者の主訴はある程度明らかになっています．この呼吸困難に関して，自由にしゃべっていただいた後，共感の言葉（「それは大変ですね」「すぐに対応します」など）を述べたら，次に症状を細かく深く聞いていくことになります．今回もLQQTSFAの呪文を唱え魔法を発動してみました．その結果は次のようになりました．

■ LQQTSFA

L	どこに症状がありますか？	息が苦しい.
Q	どういう症状ですか？（性状）	空気が吸いにくいということはないけれど，ハアハアしてしまう. 2日以上も前に酸素をやめたのに（術後1病日に酸素投与終了）.
Q	どの程度の症状ですか？ （程度・強さ）	息苦しさは強い. 10点満点中なら8点くらい.
T	いつから，どれくらいの頻度で，どれくらい症状は続きますか？また，時間経過とともに変化しましたか？（時間経過：発症時期，持続時間，頻度，変化など）	苦しくなって起きて，その後はずっと苦しい. だんだん悪くなっているように感じる. このような症状は初めて.
S	どういう状況で，発症しましたか？ （発症状況）	寝ている最中に咳がひどくなって，目が覚めた. 起きたときには苦しかった.
F	どういうときに症状がよくなる？どういうときに症状が悪くなる？ （寛解・増悪因子）	呼吸困難のため臥位で眠ることができずナースコールをした. 起きていたほうがいくぶんか楽. 安静にしていても苦しい.
A	他に症状はある？（随伴症状）	● 胸痛なし ● 水っぽい痰が出る（非膿性） ● 浮腫なし ● （看護師の観察で）膀胱留置カテーテルで測定している尿量の低下 ● 創部の発赤，腫脹，疼痛などなし

また，SAMPLER も確認してみました.

■ SAMPLER

S	Sign and symptom（症状と所見）（LQQTSFA含む）	上記に準ずる.
A	Allergy（アレルギー）	なし
M	Medication（内服薬）	ソルデム 3A 500 mL，40 mL/ 時 追加の薬剤投与や内服はない（降圧剤再開未）.
P	Past medical history（既往歴）	高血圧，心筋梗塞（10 年前）
L	Last meal（最後の食事）	夕方
E	Event/Environment [現病歴 / 状況や環境因子 （酒・タバコ含む）]	術後経過は良好. ドレーンなし 酒：機会飲酒 喫煙歴：なし
R	Risk factors （疾病のリスク因子）	身長 170 cm，体重 80 kg

■ **その 3：ショートストーリーを作成する**

　先ほど，患者から得た情報をまとめてショートストーリーを以下のように作成しました.

事 例

初発の呼吸困難を主訴とした，既往に高血圧を持つ，大腸がん術後 4 日目の 81 歳男性. 夜間，咳がひどくなり覚醒後，呼吸困難症状が持続している. 血圧は 172/92 mmHg，脈拍 108/分. 寛解因子は座位. 尿量の低下・水様性の痰が観察される以外に，胸痛・発熱・浮腫などの随伴症状はない.

↓

ワンフレーズ　既往に高血圧，心筋梗塞（10 年前）を持つ大腸がん術後 4 日目の患者. 睡眠時に生じた咳嗽，水様の痰，起坐呼吸，血圧上昇，頻脈，尿量減少を伴う持続する呼吸困難（胸痛なし）

キーワード　呼吸困難，起坐呼吸，術後の高血圧，頻脈，尿量減少

■ その4：病態を推測して問題を列挙する，仮説をたてる

ワンフレーズ，キーワードを駆使して，この患者に考えられる疾患や状態を思いつくかぎり挙げてみます．このとき構造や解剖をイメージして考えるとよいのでしたね．呼吸困難ですので，肺や循環に影響がありそうな疾患や状態になります．心臓，血管，肺と，VINDICATE を組み合わせて考えてみるとよいと思います．

■ VINDICATE

Vascular	血管性	急性冠症候群，急性心不全，肺血栓塞栓症，胸水（無気肺含む）
Inflammatory	炎症	肺炎（無気肺含む），間質性肺炎，細気管支炎など
Neoplasm	悪性腫瘍	肺がん（縦隔腫瘍含む），気道浸潤
Degenerative	変性	ギラン・バレー症候群，進行性筋ジストロフィなど
Intoxication	薬剤性	アナフィラキシー，咽頭浮腫（上気道閉塞）
Congenital	先天性	先天性気管支狭窄症
Autoimmune/ Allergy	自己免疫・アレルギー	気管支喘息，アナフィラキシー
Trauma	外傷	気胸，気道異物（毒ガス，一酸化炭素中毒）
Endocrine	内分泌	糖尿病性ケトアシドーシス，尿毒症性アシドーシス

どうでしょうか．あまり聴き慣れない疾患も，入院中の患者では起きにくそうな状態も含まれていますが，考えつくかぎり挙げてみました．このなかで，術後4日目のこの患者の急性の発症機序と合致しそうなものを中心に，仮説を以下のように考えてみました．

①**本命馬**：うっ血性心不全
②**対抗馬**：胸水を伴う大葉性の無気肺，気胸
③**穴馬**：心筋梗塞，肺血栓塞栓症

🪙 第2歩　本当にその検査でよいか（目的にあった検査を選択する）

　心不全患者は ICU でよく経験する疾患です．実際に，心不全患者全体の 1/3 は直接 ICU に入室するようです．また，仮に一般病棟に入院した患者も 10 人中 7 人くらいはその後 ICU での治療を必要としたようです[1)]．とにかく心不全は，ICU によく入室するやっぱり危ない疾患だといえるのではないでしょうか．というわけで，今回は心不全と身体診察について考えてみたいと思います．

　各心不全に関連した身体症状と急性心不全診断の感度・特異度・尤度比を表に載せてあります[2)]．この表をみると一目瞭然ですが，表に示されたさまざまな身体所見のなかで，急性心不全を疑うのに重要な陽性尤度比（LR＋）の高い所見は，S3 音，頸静脈怒張，肝頸静脈逆流，発作性夜間呼吸困難，起坐呼吸などです．これらの所見や症状があれば心不全かもしれないと本格的に考えることになります．逆に，LR－は低いため，S3 音が聴取されないからといって心不全ではないということはできません．LR－が高い所見としては「発熱がない」状況がなければということになります…わかりにくいですね．ややこしいので言い直します．つまり，「発熱があれば」心不全ではないと考えてもよいということになります．しかしながら，今回の患者には発熱はありません．したがって，この点では判断できそうにありません．身体所見のなかで，特に使えそうな所見である S3 音の聴取ですが，心音はあまり聞かないのではないかと思うので，少しこの所見について詳しく説明したいと思います．

　S3 音とは，心房から心室へ流入する血流が心室壁で急に止まるときに生じる音です．心室への血液の流入が急に止まるほど，この S3 音は強くなります．正常な状態でも S3 音は生じることがあります．ただし，ここでいう S3 音とは，病的に聴取されるもので，「S3 ギャロップ」とも呼ばれる音のことになります．読んで字のごとくですが，音が大きく連続するため，馬の走る音に似ることからついた名前です．本当に，馬が走るように，またはバイク好きであればハーレーダビットソンのエンジン音のような音がします．ドド，ドド，ドドッといった感じです．詳しい音を知りたい人は YouTube などで「ギャロップ音」「S3 音」な

どと検索してみてください．なお，一般的に聴診部位は心尖拍動が感じられる部位で行うことが多いです．つまり，第5肋間と鎖骨中線の交差部でとることが

■ 心不全診断における各種身体所見の感度・特異度・尤度比

		感度	特異度	LR+	LR−
既往歴など	心不全	60%	90%	5.8 (1.8〜10.0)	0.45 (0.38〜0.53)
	心筋梗塞	40%	87%	3.1 (2.0〜4.9)	0.69 (0.58〜0.82)
	脂質異常症	23%	87%	1.7 (0.43〜6.9)	0.89 (0.69〜1.1)
	糖尿病	28%	83%	1.7 (1.0〜2.7)	0.86 (0.73〜1.0)
	高血圧	60%	56%	1.4 (1.1〜1.7)	0.71 (0.55〜0.93)
	喫煙	62%	27%	0.84 (0.58〜1.2)	1.4 (0.58〜3.6)
症状・所見	S3音の聴取	12.7% (11.5〜14.0)	97.7% (97.2〜98.2)	4.0 (2.7〜5.9)	0.91 (0.88〜0.95)
	頸静脈怒張	37.2% (35.7〜38.7)	87.0% (85.9〜88.0)	2.8 (1.7〜4.5)	0.76 (0.69〜0.84)
	肝頸静脈逆流	14.1% (11.9〜16.6)	93.4% (91.2〜95.2)	2.2 (1.3〜3.7)	0.91 (0.88〜0.94)
	下肢浮腫	51.9% (50.5〜53.4)	75.2% (74.0〜76.4)	1.9 (1.6〜2.3)	0.68 (0.61〜0.75)
	肺雑音	27.8% (25.8〜29.9)	83.2% (81.6〜84.8)	1.9 (0.9〜3.9)	0.93 (0.79〜1.08)
	ラ音	62.3% (60.8〜63.7)	68.1% (66.7〜69.4)	1.8 (1.5〜2.1)	0.60 (0.51〜0.69)
	Wheezing	22.3% (20.9〜23.8)	64.0% (62.5〜65.4)	0.6 (0.5〜0.8)	1.19 (1.10〜1.30)
	発熱なし	92.4% (90.9〜93.8)	20.6% (18.8〜22.5)	1.14 (1.02〜1.27)	0.4 (0.3〜0.6)
	発作性夜間呼吸困難	41%	84%	2.6 (1.5〜4.5)	0.7 (0.54〜0.91)
	起坐呼吸	50%	77%	2.2 (1.2〜3.9)	0.65 (0.45〜0.92)
	咳	36%	61%	0.93 (0.7〜1.2)	1.0 (0.87〜1.3)

（文献2，3を参考に作成）

多いです．ただし，うっ血性心不全や心筋症などで長期的に経過した患者の心臓は大きくなっている場合があります．その結果，音が聞こえる場所が左側へずれることがあります．

☐ 術後の心不全の事前確率（発生率）？

術後の心不全の発生頻度を論文で調べてもよいですが，いつも大腸がんの術後の経過をみている病棟のスタッフであれば，体感的に事前確率を推測できるはずです．簡単に言えば「あなたの施設では大腸がん術後患者の 10 人に 1 人は心不全になりますか？」のような質問に答えるだけです．さて，あなたの施設ではどれくらいの発生頻度でしょうか？ 私の経験上では，100 人に 1 人よりも少ないと感じています．ここでは便宜的に 1％程度として考えてみたいと思います（実際の研究報告でも概ね 1％程度[4]のようです）．

🍶 第 3 歩　検査結果を正しく解釈する（検査・アセスメントの実践）

今回の呼吸困難を呈している患者は，まず既往に心筋梗塞があり，その時点で以下のように心不全の可能性が少し高くなります．心筋梗塞の既往があるため，図のように概ね 3％程度と考えていきましょう．

そのうえで，S3 音（LR＋4.0），起坐呼吸（LR＋2.2），湿性ラ音（LR＋1.8）の所見があったとします．これらは概ね独立した所見ですので，検査を掛け合わせて使用できると考えられます．したがって，LR＋同士を掛け合わせて，4.0×2.2×1.8 で合成した尤度比は 15.84 になります．この値を元に今回の患者の心不全の可能性は 40％程度になります．

ここまでわかれば，後は BNP や心エコー，胸部 X 線像などの検査を追加することにより概ね心不全かな，と判断することができるといえます．こうした既往や重要な身体所見・症状，今回の場合でいえば心筋梗塞の既往，S3 音，起坐呼吸，湿性ラ音などの重要情報をまとめて医師に提示することで，スムーズに検査や診断に進むことができると考えられます．この段階がスムーズに進めば，治療

も速やかに行われ，患者も早く楽になれるといえるでしょう．

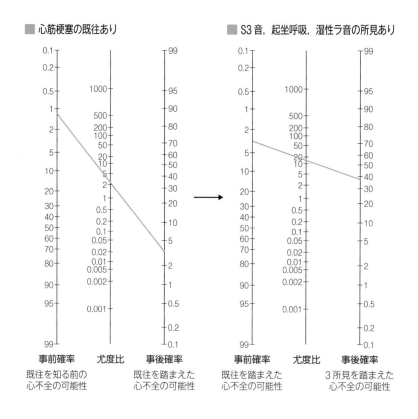

やってみよう4 肺血栓塞栓症かどうか, どうやって判断すればよい？

深部静脈血栓症（deep vein thrombosis：DVT）の問題を考えると，事前確率とその後の検査・診断について，大変勉強になります．ですので，この DVT に関して「やってみよう 3」の事例をもとに考えてみましょう．

🔍事例

20○○年 9 月 26 日，大腸がん術後 4 日目で，既往に高血圧，中程度僧帽弁逆流症のある 81 歳男性．夜間に咳がひどくなり呼吸困難を感じて目覚めた．その後，呼吸困難のため臥位で眠ることができず，ナースコールをした．このような症状は初めてである．

🩺 第 1 歩　探し物を明確にする（検査の目的をはっきりさせる）

第 1 歩までは同様です．

> ①**本命馬**：うっ血性心不全
> ②**対抗馬**：胸水を伴う大葉性の無気肺，気胸
> ③**穴馬**：心筋梗塞，肺血栓塞栓症

今回は，このなかの「③穴馬：肺血栓塞栓症」について考えていきます．先ほど，既往と症状・所見から急性心不全の可能性は 40％程度になりましたね．ということは，残り 60％の確率で他の疾患や状態の可能性があるといえます．

DVT になりやすいのは，手術後の患者と重症患者ではないかと思います．両者の DVT の評価方法は概ね一緒です．筆者は集中治療を専門としていますが，そ

こでは鎮静，体動制限，カテーテルの使用などによる DVT 発症のリスクが高いといわれています．実際に ICU における DVT 発生頻度は約 20％[1]という報告もあるくらいです．DVT をそのまま放置すると致死的な肺塞栓を誘発する可能性があります．さて，今回の患者は，どれくらい肺血栓塞栓症（pulmonary thromboembolism：PTE）の可能性があるのでしょうか？

🕐 第2歩　本当にその検査でよいか（目的にあった検査を選択する）

◻ PTE は予測スコアで事前確率を計算する！

いままでのやってみようのコーナーでは，事前確率，つまり検査前に何％くらいその問題や疾患が疑われ得るかは，過去の論文か，単なる印象値に基づいて決めていました．もちろん臨床で判断する場合，こうした決め方でも問題ありません．しかし，そういうやり方ではない場合もあります．それが今回の PTE を考えるときのやり方です．

PTE の事前確率には次ページの Wells スコア（PTE 用）を使用します．この表にある状態が認められればスコアが加算され，その合計点に応じて事前確率を算出します．といっても 6.5 点以上は高リスクで 60％以上，2.0〜6.0 点は中リスクで 25％以上，2.0 点以下は低リスクで 3〜10％程度と簡単に評価するものです．したがって，この Wells スコアだけでは PTE かどうかは判断できません．

■ Wells スコア（PTE 用）

臨床所見	スコア
DVT の臨床所見：下肢の腫脹と圧痛	3
PTE 以外の診断の可能性が低い（心電，胸部 X 線像，血液検査などで PTE が他の疾患と同程度かそれ以上の可能性で考えられる）	3
脈拍数＞100/分	1.5
4 週間以内の手術，3 日以上連続した臥床（トイレ以外）	1.5
DVT または PTE の既往	1.5
喀血	1
半年以内の悪性腫瘍の治療	1

≧6.5点：高リスク患者［LR＋23（7.6 ～ 93）］　　　→PTE 可能性 63 ～ 98%
2.0 ～ 6.0 点：中リスク患者［LR＋1.1（0.76 ～ 1.6)]→PTE 可能性 26 ～ 46%
＜2.0 点：低リスク患者［LR＋0.12（0.05 ～ 0.31)］ →PTE 可能性 3 ～ 10%

（文献 2 を参考に作成）

　ではどうやって PTE かどうか診断するかというと，最終的には血栓や塞栓物質が肺にあるかを評価する必要があります．そこで出てくるのが，造影 CT（肺シンチグラフィや肺動脈造影）になります．PTE が疑われたらすぐに造影 CT を撮ればよいようにも思いますが，やはり検査を行う手間がありますし，何より造影剤の副作用もあります．できるだけ必要のない検査はしないほうがよいということになります．したがって，造影 CT が必要かどうかを判断するための基準のようなものが必要になります．一般的には，事前確率を求めて高リスクでない場合は，次の図のように D ダイマー測定を追加して評価することになっています．

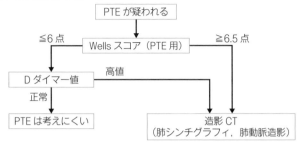

■PTE の診断フローチャート

（文献 2 を参考に作成）

第 3 歩　検査結果を正しく解釈する（検査・アセスメントの実施）

　この患者の D ダイマー検査の値が，術後 4 日目で 3.1 μg/mL であったとしましょう．一般的な D ダイマー基準値は 0.5 μg/mL です．この値をもとに判断することができますが，D ダイマー値は，年齢で調整されたものを基準にしたほうが PTE の診断には検査精度が高いとされています．具体的には，患者が 50 歳以上では D ダイマー値＝年齢÷100（μg/mL）以上を高値とするようです[1]．以下に，年齢で調整したもの（下段）とそうでないもの（上段）の結果を両方とも載せておきます．

■PTE 診断における D ダイマーの感度・特異度・尤度比

	感度	特異度	LR+	LR−
D ダイマーの異常高値 （0.5 μg/mL を基準とした場合）	97% （95～99）	41% （36～46）	1.64	0.07
年齢で基準値を調整した D ダイマー の異常高値[*]	99% （98～100）	47% （45～49）	1.87	0.02

[*]50 歳以上で年齢 ÷100（μg/mL）を基準とする．
（文献 1 を参考に作成）

　この表からもわかるように，D ダイマーが正常であれば，ほぼ PTE の可能性は

なくなります．逆に高値で異常であっても，確実に PTE だとは言い切りにくい LR＋になっています．試しに，低リスク 10％の可能性の患者の D ダイマー値が異常だった場合の，検査後の PTE の可能性（確率）をみてみましょう．10％程度しか，PTE の可能性が上がっていないのがわかると思います．というわけで，事前確率が高ければ D ダイマーを待たずに造影 CT，事前確率が低ければ D ダイマー値を踏まえてということになります．

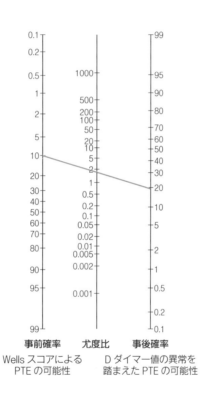

事前確率	尤度比	事後確率
Wells スコアによる PTE の可能性		D ダイマー値の異常を 踏まえた PTE の可能性

DVT を見つける方法

　呼吸困難がある患者がどの程度 PTE が疑わしいか判別する方法を学びました．しかし，リハビリなどを担当する看護師としては，事前にPTE の原因となる DVT があるかを見つけ出したいものです．DVT を疑う場合にも，Wells スコアを使うことがあります[3]．このスコアは8,000 人の患者のデータから作成されたもので，そのスコア得点によって，どれくらい DVT が疑わしいかを評価できるツールになっています．先ほどの PTE 用のスコアに似ていますね．

■ Wells スコア（DVT 用）

臨床所見	スコア
活動性のがん（現在または過去の 6 ヵ月以内の治療，あるいは緩和ケア中）	1
下肢の完全麻痺・不全麻痺や最近のギプス固定による不動	1
最近の臥床 3 日以上，または 12 週間以内に全身麻酔や局所麻酔を必要とする大手術	1
深部静脈系の分布に沿った局所圧痛	1
下肢全体の腫脹	1
無症状側と比較した場合の腓腹部腫脹 3 cm 超（腓骨粗面より 10 cm 下方の周囲系を測定）	1
症状のある下肢の圧痕性浮腫	1
表在静脈の側副血行路の発達（静脈瘤ではない）	1
DVT の既往	1
DVT と同じくらい可能性のある他の診断がある	−2

≧3点：高リスク患者
1〜2点：中リスク患者
＜1点：低リスク患者

（文献 3 を参考に作成）

　実際の評価では，表の臨床所見からスコアを算出します．最終的には，DVT の除外のためには，D ダイマーの測定や超音波検査が必要になりますが[4]，この Wells スコアに応じて検査前の確率が導き出されるわけです．しかもこのスコア，ベッドサイドで簡単にできます．スコアでリスクが低く D ダイマーが正常であれば，DVT の疑いはほぼないといえます．

Column

昔から見かける所見の是非：ホーマンズ徴候

　DVT の身体所見といえばホーマンズ徴候を聞いたことがあるかもしれません．この徴候は，1941 年に John Homans によって発見された臨床徴候です[5,6]．静脈血栓のある患者で「足部を受動的に背屈することで，膝の後ろに不快感や痛みがあること」をホーマンズ徴候といいます[7]．ちなみに，この所見の診断性能はどうなのでしょうか？ 表をみてもらえると一目瞭然ですね．そうあまり使えません．それよりも単純に，下肢の筋肉の痛みや圧痛，浮腫があるほうが尤度比は良好です．

■DVT を疑う所見の感度・特異度・尤度比

	感度	特異度	LR＋	LR－
下肢筋肉の痛み	83%	85%	5.5	0.2
圧痛	82%	72%	2.9	0.25
浮腫	90%	92%	11.3	0.1
ホーマンズ徴候	48%	41%	0.8	1.2

（文献 8 を参考に作成）

やってみよう 5　痰の貯留を聴診で判断できる？

　最後のやってみようです．ここでは第2歩で行った「仮説の検証」に焦点を当てて考えてみます．看護師であれば，人工呼吸患者や肺炎患者において痰の有無をアセスメントする機会は多いのではないかと思います．そして，気管内吸引は行われる患者からすればつらい医療行為であることは間違いないわけで，できれば最小限にとどめたいと思うのではないでしょうか．ですので，私たち看護師は，できるだけ正確に痰の貯留を当てられたほうがよいといえるのではないかと思います．米国呼吸療法医学会（AARC）によるガイドライン[1]では，以下の徴候があるときに痰の貯留が考えられるため，気管内吸引を考慮することが示されている．

①グラフィックモニターにおけるノコギリ歯波形
② coarse crackles（ボコボコといった水泡音）の聴診
③従量式換気における最高気道内圧の上昇
④従圧式換気における1回換気量の低下
⑤酸素飽和度の低下，または血液ガス上の酸素化の悪化
⑥気管内への痰の確認
⑦効果的な咳の阻害
⑧急性の呼吸困難
⑨胃または上部気道分泌物の疑い

　これらの指標は，いったいどの程度正しいのでしょうか．まずは，呼吸音からみていきます．呼吸音に何らかの異常があること，つまり副雑音がする場合，一般的に痰がありそうだと判断するのではないかと思います．しかし，この副雑音が，痰の有無を予測する能力は表のように報告されています．

■ 痰の有無と副雑音の感度・特異度・尤度比

	感度	特異度	LR＋	LR−
副雑音あり	66%	74%	2.5	0.46

（文献2を参考に作成）

　もちろん，事前確率によって有用性は変わりますが，たとえば，直感的に30％くらいの可能性で痰があるかもと思ったとします．このとき，副雑音があれば，図のように50％程度の確率で痰が吸引できることになります．

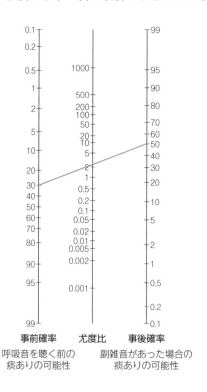

事前確率	尤度比	事後確率
呼吸音を聴く前の痰ありの可能性		副雑音があった場合の痰ありの可能性

　病気を見つけるときのように，たくさんの可能性がある場合には，その疾患の可能性が50％になっただけでも十分だと考えることができるでしょう．しかし，今回は痰が「ある」のか「ない」のかを判断するだけです．これでは，コインを

投げるのと同程度の評価しかできないことになってします．そのためこの指標だけではなく他の指標も追加で評価する必要があると考えることができます．

　たとえば，人工呼吸中であればよくいわれているのが，人工呼吸器のグラフィックモニターの波形です．呼吸をするたびに変わる波形が，ノコギリの歯のようにギザギザになっている場合に痰があるといわれています．

■ 痰が存在するときのフローボリュームカーブの波形（ノコギリ歯波形）

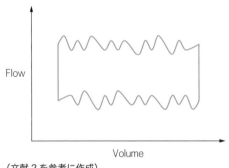

（文献 2 を参考に作成）

　このノコギリ歯波形の痰の有無を予測する能力は表のように報告されています[2]．

　この結果だけみると，ノコギリ歯波形の予測能力は副雑音と同じくらいでは？

■ 痰の有無とノコギリ歯波形の感度・特異度・尤度比

	感度	特異度	LR＋	LR－
ノコギリ歯波形あり	82%	70%	2.7	0.26
ノコギリ歯波形かつ副雑音あり	59%	96%	14.8	0.42

（文献 2 を参考に作成）

と感じてしまいます．しかし，副雑音と組み合わせると急に有用な指標になります．副雑音があって，かつ人工呼吸器のグラフィックモニターでノコギリ歯波形が観察された場合，LR＋は 14.8 と非常に高い値になります[2]．

　したがって，これら 2 つの所見が観察されるとき，痰が貯留している可能性

は高いと判断できます．先ほど，この2つの所見を観察する前には，痰は30％くらいかなと予想しましたね．このときのこの両方の所見が観察されれば，図のように，吸引で痰が引ける確率は85％近くなるわけです（逆に両方の所見がなければ15％程度に下がります）．これなら多分，痰があるな！ とある程度自信を持てるのではないかと思います．

ノコギリ波形あり
副雑音あり

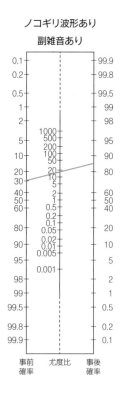

ノコギリ波形なし
副雑音なし

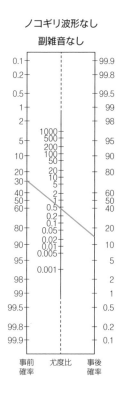

第4歩
コミュニケーションの しかた
（情報とハサミは使いよう！）

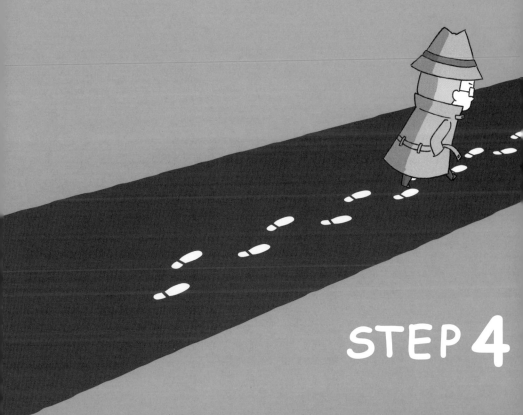

STEP **4**

■ 情報とハサミはつかいよう！（コミュニケーションのしかた）

ここまで，情報をいかに収集（身体診察や問診）し，判断するかについて書いてきました．ただそれだけでは，得たものを十分に活かすことができません．われわれ看護師は，なんと言っても医師や理学療法士，薬剤師などとチームを組んで医療を提供しています．現代の医療では，ほとんど1人で完結することなどないのではないかと思います．したがって，得た情報をどうやってチームに適切に伝えるかを考える必要があります．

とはいえ，多くの人は，他の人に何かを伝えようとするときに緊張するのではないかと思います．かくいう私も緊張します．

体育館の裏に呼び出して，手紙を渡す…，人を好きになることは自然なことですから，何も恥ずかしいことではありません．しかし，多くの人がとてもとても緊張したことと思います．そんなに緊張せずに普通に告白するにはどうしたらよいのでしょうか．

え？「これは医療者同士のコミュニケーションであって，告白ではないよ」そんな声が聞こえてきそうです．しかし，告白も，医療者同士のコミュニケーションも，

①伝えたいことがある．
②わかってほしい（伝わってほしい）．

という2点においてとても似ているのではないかと思います．すべての「文章（コミュニケーション）は恋文であれ」ですね．恋文ほど相手を思って，伝わってほしいと配慮して書かれたものはありません．いかに，相手に上手に伝えたいことを伝えるかそれにつきます．それでは早速，上手にコミュニケーション（症例プレゼンテーション）をするための基礎知識を提供していきましょう．

SBAR バカの壁

　恋文といったにもかかわらず，あれなのですが，まずは形式的なコミュニケーションの取り方に関してご説明します．最も世に知られている医療系の形式的な伝達ツールは SBAR ではないかと思います．SBAR は表のように状況→背景→評価→提案を短くつなげるタイプの伝達ツールです．元々は，医療の現場ではなく軍事，特に潜水艦などで抜けなく短文で伝達する技法として使われていたようです．これを医療の現場でも使うようにしたというわけです．

■ SBAR

Situation （状況）	○○病棟の看護師△△です． 今，お電話大丈夫ですか？ □□さんのことで，急ぎの報告があります． ××が△△になっており，心配しています．
Background （背景）	診断名 既往 年齢・性別 簡単な入院経過 バイタルサイン・観察内容 検査結果など
Assessment （評価）	○○が起こっているのではないかと思っています．
Recommendation （提案）	△△していただけませんか？ （どうしたらよいですか？）

　ただし，このツール使ってみるとわかるのですが，この形式通りに伝えると，なんとなくカクカクとしたコミュニケーションになってしまいます．もちろん，抜けなく素早く伝えるためにはよいのですが，たとえば，ある程度の経験のある人にまで，このツールでのコミュニケーションを強いてしまうとその人のコミュニケーションの良さが消えることになります．伝えるといっても，素早く状況と情報を伝達するためのコミュニケーションもあれば，説得や問題を解決するためのコミュニケーションだってあるはずです．

- **素早く状況と情報を伝達するためのコミュニケーション**＝SBAR
- **説得や問題を解決するためのコミュニケーション**＝対話

　この 2 つのコミュニケーションの違いはなんでしょうか．それは，次のようなことに集約されるように思います．

- **SBAR**＝伝える側→聴く側
- **対話**＝対話者⇆対話者

　そうです．双方向か否かにこのコミュニッケーションの違いはあります．SBAR のようなツールは，一方的な報告には効果を発揮しますが，「説得する」「何かを検討する」「課題を解決する」といったコミュニケーションには不向きです．したがって，SBAR の役割は，あくまでも素早く完結に伝えなければならないような状況や物事に限るといえます．ここを知らずに，SBAR のやり方だけ教えられると，なんでも SBAR で伝えることになってしまいます．でも，そのとき，あなたが本当は達成したかった目的が達成できるとはかぎりません．では，「説得する」「何かを検討する」「課題を解決する」といったコミュニケーションの場合，どうしたらよいのでしょうか．

2 多量な情報を上手にまとめる－ICUで より詳しく報告するなら By system?

　たとえば，ICU で患者について，周りの医療者とより深いコミュニケーションを取ろうと思ったらどうしたらよいのでしょうか？　その答えの１つは，伝える情報量を多くすることです．材料が多ければ，いろいろな種類の料理を作れるのと同じように，検討事項が増えると多彩なコミュニケーションが可能になります．しかし，情報は多ければ多いほど扱うのが難しく（処理するのが大変に）なります．そこで情報をほどよく整理し，提示する工夫が必要になります．

　ICU の情報をほどよく整理し提示するツールとして有名なのが"By system"と呼ばれる方法です．これは，次ページの表のように全身を機能的なまとまりに分けて，そのまとまりごとに情報を整理して伝えるやり方になります．といっても，最初から表の分け方で話し出すわけではありません．

ⓐ まずは，全体像

　主訴や現病歴，既往歴，生活歴，入院時身体所見，検査所見を踏まえ，今回 ICU 入院となった理由をまとめます．

ⓑ 続いて，機能的なまとまりごとに

　その後，表のような機能的なまとまりごとに，症状，身体所見，検査結果，アセスメント，プランまでを伝えていきます．伝える情報が多いので，所見と問題点を考慮し，あまり関係ない，または影響度が低い情報は省かれることが多いです．また，①〜⑨のすべてを均等に報告する必要はなく，特に問題になっている点を重点的に伝えるほうがよいとされます．とはいえ，抜けなく伝えるためには①〜⑨までの項目をすべて伝えるようにします

■ 系統別の伝えるべき所見などのポイント

①神経系 (neurological system)	鎮静・鎮痛薬を使用している場合はその種類と量, 鎮静レベル, 意識レベル, 麻痺等を含む神経学的所見, アセスメント, プラン
②心血管・循環系 (cardiovascular system)	血圧, 脈拍などのバイタルサイン, 昇圧剤の種類と投与量, スワン・ガンツカテーテルなどのモニターデータ. 胸痛や心不全症状などの所見, アセスメント, プラン
③呼吸器系 (respiratory system)	呼吸数, 酸素投与, 人工呼吸器設定, X線所見などの呼吸器系所見, アセスメント, プラン
④消化器系 (gastro-intestinal system)	胃潰瘍予防策, 栄養剤の投与状況（量, 経腸・静脈）, 消化管出血, 肝機能, 排便, 腹部膨満（必要に応じて圧）などの消化器系所見, アセスメント, プラン
⑤腎・泌尿器系 (genitor-urinary system)	腎機能, 尿量, インアウトバランス, 電解質, 酸塩基平衡など腎・泌尿器系所見, アセスメント, プラン
⑥内分泌系 (endocrine system)	糖尿病合併, 血糖, インスリン投与量, 甲状腺機能などの内分泌系所見, アセスメント, プラン
⑦筋骨格系 (musculoskeletal system)	麻痺, 筋力, ADL, ICU-AW, リハビリ状況など筋骨格系の所見, アセスメント, プラン
⑧血液・感染症 (hematological/ infection system)	発熱, 中心静脈ラインの留置日数チェック, 血液検査, 抗菌薬の投与状況, 血液培養結果などの多様な血液・感染症系所見, アセスメント, プラン
⑨ICU ルーチン	ABCDE バンドル, VAP 予防, DVT 予防などのいつも行われる事柄に抜けがないか

3 伝えた情報をもとに話し合うために

By system でコミュニケーションのための材料は提供できました．でもこれだけでは話し合いになりません．話し合いにならなければ，「説得する」「何かを検討する」「課題を解決する」といったコミュニケーションはできません．では，どうやったらちゃんと話し合えるのでしょうか．私の考えはこうです．

> よい話し合いには，「信頼」「論理的」「感情に訴える」「失敗を怖がらない」の4つの要素が必要である．

では，この4つの要素について少し詳しく話していきましょう．

ⓐ 話す前に，勝負はついている：「信頼」

あなたは有料のセミナーを選ぶときに，どんなことを気にしますか．おそらく，セミナー内容とともに，「誰が話すか」によっても選ぶのではないかと思います．そうです，よい話し合いに大切なことの1つは，「話す相手の態度」です．ちゃんと聞いてくれて，ちゃんと話し合おうという態度をしてもらえなければ，よい話し合いはできません．普段からぶっきらぼうな態度を取る人と深く話し合おうとは思いませんし，すぐに怒り出す人は議論を避けられる傾向にあるように思います．要するに信頼してもらえるように，普段から周りの人への対応に注意する必要があるということです．

ⓑ 話し合いのとっかかりを創る：「論理的」

ちゃんと相手と話し合うためには，論理的である必要があります．なぜ論理的

でなければならないかというと，議論（話し合い）のとっかかりが創れないからです．議論とは，ある証拠（物的証拠と状況証拠）をもとに主張をし合うことでしか成り立ちません．たとえば，「コレだけ宇宙は広いんだよ．きっと宇宙人はいるよ」と言われたところで，疑り深いあなたは宇宙人の存在を信じないことでしょう．したがって，あなたは「え？ そんなわけないじゃん」と，その後の議論は拒否するのではないかと思います．しかし，相手が「宇宙船や宇宙人の死体などの物的証拠」「宇宙船のクルーでない人が月面で死体で発見されるなど，宇宙人に連れていかれて死んだとしか思えない状況証拠」「宇宙全体の惑星数を考慮した場合の地球と似た環境が存在する確率（状況証拠）」などを持ち出して，だから「宇宙人はいる」と主張した場合は，それらの証拠をもとに議論が進むかもしれません．

　ただし，多くの人はたくさんの主張を覚えられません．長く話せば話すほど，「えーっと，最初になんて言っていたっけ？」となってしまいます．したがって，証拠をもとにする主張は，少ないほうが，そして長くないほうがよいといえます．私個人は，「人に伝えることは3つまで」と自分に言い聞かせるようにしています（実際には，言いすぎてしまうことのほうが，多いのですけど…）．

❸ 相手の心を動かす：「感情に訴える」

　何か行動を起こすとき，そのエネルギーになるのは感情です．いくら頭でよいとわかっていてもできないことは多いですが，感情（快楽含む）が変化すれば，行動は容易に起こります．たとえば，頭では「タバコが体に悪い」と思っていても，「ストレスが解消して気持ちよい」「タバコをきっかけに人と話せて楽しい」ということがあれば，やめにくいものです．この場合「吸うと気分が悪くなるような成分をタバコに入れたり」「タバコを吸うと周りの人から極端に悪く言われる」ということがあれば，やめやすくなることでしょう．

　このように行動の原動力は往々にして「感情」であるといえます．そして対話もまた行動であり，相手との対話という行動を起こさせるのも「感情」です．で

すので，相手のニーズを想像しながら「感情」に訴え，話し合いたくなるようにすることが重要になります．特に，何かしてほしいことがある場合や，無理やりにでも話し合いに参加してほしい場合には有効な手であると言えます．感情に訴えると言っても難しく考える必要はなく，「患者の苦痛が強い」「家族が心理的にひどく落ち込んでいる」「私や他のスタッフがとても困っている」など，状況を素直に伝えるだけでも大丈夫です．

ⓓ 失敗を怖がらない：「勇気を持つ」

　「論理的な会話」も「感情に訴える」ことにも欠点はあります．昔から「智に働けば角が立つ，情に棹させば流される」とはよく言ったものです．ですので，論理的な話し方と，聞き手の感情に訴えかけるバランスを重視しながら話す必要があります．また，オドオドするなど緊張した態度なども「非論理的」「マイナスの感情」に傾きやすい要素になります．私の周りにも，やや怖めの医師や先輩に報告する場合に，緊張する後輩が多くいました．そんなときには，「相手も同じ人間，そんなに気にすることはない」と伝えるようにしていました．また，多くの人が「失敗」や「評価」を気にして緊張することがありますが，そんな必要もありません．一度くらい失敗して誰かの評価が下がったところで死ぬわけではありません．それよりは失敗を糧に，次に活かすことのほうが重要でしょう．それに「失敗」と一言で言っても，全部が全部失敗ということはまれです．多くの場合，そこには部分的な成功と，部分的な失敗が両方とも存在するはずです．その部分的な失敗を冷静に見つめ分析することで，より成功へと近づくことができるようになるのではないかと思います．

エピローグ

　この本を書いている今，世界は未曾有の恐怖に包まれています．一般的な風邪のウイルスであったコロナが変異し，驚異的なまでの広がりを見せています．COVID-19（coronavirus disease 2019 の略語）と名付けられたそのウイルスについてのデマや憶測が，Twitter や SNS，テレビまで巻き込んでいます．特に，私が気になったのは，検査についてです．

　今回この本でお伝えしてきたのは，ある症状から問題の原因を紐解く過程です．医師であれば診断ということになります．この診断は，どれだけ検査前に疑わしいと思っているか（事前確率）や，検査の性能（感度，特異度，尤度比）が大きく関わっています．こうした知識は，医療者以外の医療を受ける人にとっても重要な内容ではないかと思っています．こうした知識を少し知ってさえいれば，「間違った結果になる可能性があるなら（新型コロナウイルスの）検査を 10 回繰り返し行えばいいじゃないか」といった考えにはならなかったはずなのです．この本を読んだ皆さんなら，特異度 90％の同じ検査を 10 回繰り返すことの結果がわかりますね．

　他にも，よく聞く話として，冬のクリニックでは，状況からインフルエンザであることがかなり疑わしい状況でも，患者からインフルエンザの検査を求められることがあるそうです．そうした人たちもこの本の知識を少し持っているだけで必要以上に医療者に検査を求めることもなくなるのではないかと思います．検査が少なければ，それだけ無駄な医療費（税金）が使用されないことになります．そして，そのためには説明をする機会の多い私たち看護師も，こうした検査の知識を適切に持っている必要があるのではないでしょうか．他にも，この知識を患者への説明に使用するだけではなく，観察するということを科学的にとらえることで，エビデンスに基づいて意義の少ない観察項目を減らすこともできるようになるでしょう．

　また，そうした知識や得た情報を適切に相手に伝え，話し合うためのコツにつ

いても少しですが解説しました．こうした知識を，ベッドサイドで最初に患者の症状と接することになる看護師が持っているかいないかで，なされる議論も変わってくるでしょう．その結果，その後の治療スピードに大きく影響を与える状況もあるのではないかと思います．本書を手に取ってくださった皆さんの患者の症状をみる目が変わり，患者さんに適切な医療が提供される手助けが少しでもできたのならば，筆者にとってこのうえない喜びです．

付録
明日から使える
リファレンス集

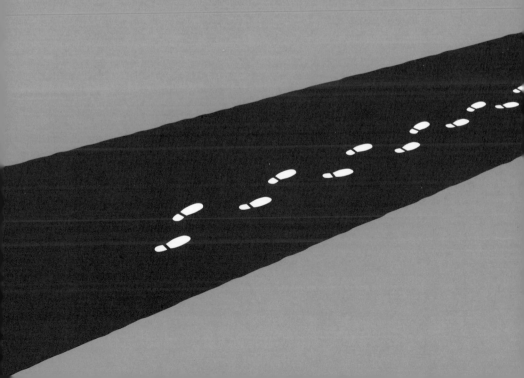

この付録は，看護師がよく出会う，または夜勤で判断を迫られることが多い症状についてまとめています．患者の疑っている状態や疾患があるかどうか判断する際に，各症状と所見の尤度比（LR）をもとにアセスメントしてください．

1 循環器

■ 心不全・肺うっ血を疑う所見

		感度	特異度	LR＋	LR－
既往歴など	心不全	60%	90%	5.8 (1.8〜10.0)	0.45 (0.38〜0.53)
	心筋梗塞	40%	87%	3.1 (2.0〜4.9)	0.69 (0.58〜0.82)
	脂質異常症	23%	87%	1.7 (0.43〜6.9)	0.89 (0.69〜1.1)
	糖尿病	28%	83%	1.7 (1.0〜2.7)	0.86 (0.73〜1.0)
	高血圧	60%	56%	1.4 (1.1〜1.7)	0.71 (0.55〜0.93)
	喫煙	62%	27%	0.84 (0.58〜1.2)	1.4 (0.58〜3.6)
症状・所見	S3音の聴取	12.7% (11.5〜14.0)	97.7% (97.2〜98.2)	4.0 (2.7〜5.9)	0.91 (0.88〜0.95)
	頸静脈怒張	37.2% (35.7〜38.7)	87.0% (85.9〜88.0)	2.8 (1.7〜4.5)	0.76 (0.69〜0.84)
	肝頸静脈逆流	14.1% (11.9〜16.6)	93.4% (91.2〜95.2)	2.2 (1.3〜3.7)	0.91 (0.88〜0.94)
	下肢浮腫	51.9% (50.5〜53.4)	75.2% (74.0〜76.4)	1.9 (1.6〜2.3)	0.68 (0.61〜0.75)
	肺雑音	27.8% (25.8〜29.9)	83.2% (81.6〜84.8)	1.9 (0.9〜3.9)	0.93 (0.79〜1.08)
	ラ音	62.3% (60.8〜63.7)	68.1% (66.7〜69.4)	1.8 (1.5〜2.1)	0.60 (0.51〜0.69)
	Wheezing	22.3% (20.9〜23.8)	64.0% (62.5〜65.4)	0.6 (0.5〜0.8)	1.19 (1.10〜1.30)
	発熱なし	92.4% (90.9〜93.8)	20.6% (18.8〜22.5)	1.14 (1.02〜1.27)	0.4 (0.3〜0.6)
	発作性夜間 呼吸困難	41%	84%	2.6 (1.5〜4.5)	0.7 (0.54〜0.91)
	起坐呼吸	50%	77%	2.2 (1.2〜3.9)	0.65 (0.45〜0.92)
	咳	36%	61%	0.93 (0.7〜1.2)	1.0 (0.87〜1.3)
BNP（右記をカットオフとした場合）	≦100 ng/L	95% (93〜96)	63% (52〜73)	2.5	0.07
	100〜 500 ng/L	85% (81〜88)	86% (79〜91)	6.0	0.17

（次ページにつづく）

肺うっ血に対して	胸部 X 線所見	73% (70〜76)	90% (75〜97)	7.3	0.30
	肺エコー所見 (両側性に B-line≧2〜3 が 1〜2 領域以上に)	88% (75〜95)	90% (88〜92)	8.8	0.13

（文献 1〜4 を参考に作成）

■ 心筋梗塞を疑う所見

		感度	特異度	LR＋	LR−
リスク因子	心血管疾患の既往	41% (13〜69)	79% (60〜98)	2.0 (1.4〜2.6)	0.75 (0.56〜0.93)
	心筋梗塞の既往	28% (21〜36)	82% (78〜86)	1.6 (1.4〜1.7)	0.88 (0.81〜0.93)
	心不全の既往	—	—	3.95	0.86
	糖尿病の既往	26% (21〜32)	82% (77〜85)	1.4 (1.3〜1.6)	0.90 (0.86〜0.94)
	女性 65 歳以上 男性 55 歳以上	—	—	1.85	0.32
	末梢動脈疾患	7.5% (2〜11)	97% (95〜99)	2.7 (1.5〜4.8)	0.96 (0.94〜0.98)
	高脂血症	42% (31〜55)	67% (56〜79)	1.3 (1.1〜1.5)	0.85 (0.77〜0.93)
	高血圧	59% (53〜66)	52% (44〜60)	1.2 (1.1〜1.3)	0.78 (0.72〜0.85)
所見・症状	両腕への放散痛	11% (8.3〜15)	96% (95〜96)	2.6 (1.8〜3.7)	0.93 (0.89〜0.96)
	労作時に悪化する胸痛	—	—	2.53	0.68
	典型的な胸痛	66% (58〜74)	66% (49〜83)	1.9 (0.94〜2.9)	0.52 (0.35〜0.69)
	首または顎への放散痛	24% (15〜36)	84% (76〜90)	1.5 (1.3〜1.8)	0.91 (0.87〜0.95)
	患者が心臓の痛みだと 考えている	—	—	1.43	0.39
	右腕への放散痛	5.4% (3.4〜8.3)	96% (95〜97)	1.3 (0.78〜2.1)	0.99 (0.96〜1.0)
	針で刺すような痛み	—	—	0.45	1.41
	咳	—	—	0.27	1.12
	限局された筋緊張	—	—	0.38	1.68
	触診で再現される痛み	5.5% (2.5〜10)	80% (77〜84)	0.28 (0.14〜0.54)	1.2 (1.0〜1.2)
検査	ST 低下	25% (16〜34)	95% (92〜99)	5.3 (2.1〜8.6)	0.79 (0.71〜0.87)
	虚血性の心電図変化	32% (24〜40)	91% (85〜97)	3.6 (1.6〜5.7)	0.74 (0.68〜0.81)
	T 波陰転	24% (15〜38)	87% (69〜95)	1.8 (1.3〜2.7)	0.89 (0.86〜0.93)

（文献 5，6 を参考に作成）

■ 大動脈解離を疑う所見

	感度	特異度	LR＋	LR－
中枢神経症状	13.3%	100%	―	0.867
脈拍触知または血圧の左右差	38%	99%	47	0.63
裂けるような痛み	61.7%	94.3%	10.8	0.41
移動性の痛み	43.8%	94.3%	7.68	0.60
突然発症の痛み	78.9%	69.7%	2.6	0.3
腰背部痛	50%	74.6%	1.9	0.67

（文献 7 を参考に作成）

■ 胸腹部術後の起立性低血圧を予測する要素

	感度	特異度	LR＋	LR－
硬膜外麻酔あり	38.7%	81.6%	2.1	0.75
昇圧剤の使用	18.8%	85.5%	1.3	0.94
男性	72.3%	35.2%	1.1	0.78

（文献 8 を参考に作成）

■ 貧血を疑う所見

	感度	特異度	LR＋	LR－
眼瞼結膜蒼白	91.3%	69.9%	3.0 (2.6〜3.5)	0.1 (0.03〜0.5)
爪床蒼白	65.2%	73.8%	2.5 (1.8〜3.4)	0.5 (0.3〜0.9)
手掌蒼白	91.3%	63%	2.5 (2.1〜2.9)	0.1 (0.04〜0.5)
上記のすべての場所に蒼白がみられる	95.7%	52.1%	2.0 (1.7〜2.3)	0.08 (0.01〜0.6)

（文献 9 を参考に作成）

■ 急性失血を疑う所見

	感度		特異度	LR＋ （中程度 の失血）	LR－ （中程度 の失血）
	中程度の失血 （450〜 630 mL）	多量失血 （630〜 1,150 mL）			
立位で脈拍≧30/分の増加， または症状の悪化で立位不能	22% （6〜48）	97% （91〜100）	98% （97〜99）	11.0	0.80
立位による ＞20 mmHg の収縮期 血圧低下	65 歳以上	9% （6〜12）	—	94% （84〜99）	1.5	0.97
	65 歳以下	27% （14〜40）	—	86% （76〜97）	1.9	0.85
仰臥位時の＞100/分の頻脈	0% （0〜42）	12% （5〜24）	96% （88〜99）	—	—
仰臥位時の収縮期血圧 ＜95 mmHg	13% （0〜52）	33% （21〜47）	97% （90〜100）	4.3	0.90

（文献 12 を参考に作成）

■ 輸液に反応する循環血液量減少を PLR によって判断する指標

PLR 施行後の各指標	感度	特異度	LR＋	LR－
心拍出量増加	89.4% （84.1 〜 93.4）	91.4% （85.9 〜 95.2）	10.4	0.12
脈圧（収縮期血圧－拡張期血圧）増加	59.5% （47.4 〜 70.7）	86.2% （75.3 〜 93.5）	4.3	0.47
CRT の秒数が 25%以上短縮	87% （73 〜 100）	100% （74 〜 100）	—	0.13
PI*が＞9%増加	91% （76 〜 98）	79% （63 〜 90）	4.3	0.11

*PI は SpO_2 モニターによる.
PLR：passive leg raising，CRT：capillary refilling time，PI：perfusion index
（文献 12〜14 を参考に作成）

■ 成人〜高齢者の脱水を疑う所見

	感度	特異度	LR＋	LR−
脈拍数≧30/分の増加	43%	75%	1.7	0.8
腋窩の乾燥	50%	82%	2.8	0.6
	44%	89%	4.0	0.6
口腔・鼻腔の乾燥	85%	58%	2.0	0.3
舌の乾燥	59%	73%	2.1	0.6
舌に縦じわができる	85%	58%	2.0	0.3
窪んだ眼窩	62%	82%	3.4	0.5
	56%	61%	1.4	0.7
ツルゴール	22%	83%	1.3	0.9
錯乱	57%	73%	2.1	0.6
脱力	43%	82%	2.3	0.7
会話困難	56%	82%	3.1	0.5
	22%	72%	0.8	1.1

（文献 10，11 を参考に作成）

■ 深部静脈血栓症（DVT）を疑う所見

	感度	特異度	LR＋	LR−
下肢筋肉の痛み	83%	85%	5.5	0.2
圧痛	82%	72%	2.9	0.25
浮腫	90%	92%	11.3	0.1
ホーマンズ徴候	48%	41%	0.8	1.2

（文献 15 を参考に作成）

■ Wells スコア（DVT 用）

臨床所見	スコア
活動性のがん（現在または過去の 6 ヵ月以内の治療，あるいは緩和ケア中）	1
下肢の完全麻痺・不全麻痺や最近のギプス固定による不動	1
最近の臥床 3 日以上，または 12 週間以内に全身麻痺や局所麻酔を必要とする大手術	1
深部静脈系の分布に沿った局所圧痛	1
下肢全体の腫脹	1
無症状側と比較した場合の腓腹部腫脹 3 cm 超（腓骨粗面より 10 cm 下方の周囲系を測定）	1
症状のある下肢の圧痕性浮腫	1
表在静脈の側副血行路の発達（静脈瘤ではない）	1
DVT の既往	1
DVT と同じくらい可能性のある他の診断がある	−2
≧3点：高リスク患者 1〜2点：中リスク患者 <1点：低リスク患者	

（文献 15，16 を参考に作成）

■ 肺血栓塞栓症（PTE）の診断フローチャート

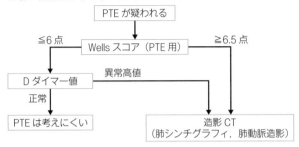

（文献 17 を参考に作成）

■ Wells スコア（PTE 用）

臨床所見	スコア
DVT の臨床所見：下肢の腫脹と圧痛	3
PTE 以外の診断の可能性が低い（心電，胸部 X 線像，血液検査などで PTE が他の疾患と同程度かそれ以上の可能性で考えられる）	3
脈拍数＞100/分	1.5
4週間以内の手術，3日以上連続した臥床（トイレ以外）	1.5
DVT または PTE の既往	1.5
喀血	1
半年以内の悪性腫瘍の治療	1

≧6.5 点：高リスク患者［LR 23（7.6 ～ 93）］　　　　→PTE 可能性 63 ～ 98%
2.0 ～ 6.0 点：中リスク患者［LR 1.1（0.76 ～ 1.6）］→PTE 可能性 26 ～ 46%
＜2.0 点：低リスク患者［LR 0.12（0.05 ～ 0.31）］　→PTE 可能性 3 ～ 10%

（文献 17 を参考に作成）

■ PTE 診断における D ダイマー異常高値

	感度	特異度	LR＋	LR－
D ダイマーの異常高値（0.5μg/mL を基準とした場合）	97%（95 ～ 99）	41%（36 ～ 46）	1.64	0.07
年齢で基準値を調整した D ダイマーの異常高値*	99%（98 ～ 100）	47%（45 ～ 49）	1.87	0.02

*：50 歳以上で年齢 ÷100（μg/mL）を基準とする.
（文献 18 を参考に作成）

2 呼吸器

■ 胸水を疑う所見

		感度	特異度	LR+	LR−
検査所見	胸部 X 線所見（肋骨横隔膜角鈍化，横隔膜不鮮明化など）	66%	89%	6.0	0.38
症状・身体所見	打診で濁音	73%	91%	8.7	0.31
	湿性ラ音	56%	62%	1.5	0.71
	呼吸音の減弱または欠如	88%	83%	5.2	0.15
	非対称性の胸郭拡張	74%	91%	8.1	0.29

（文献 19，20 を参考に作成）

■ 痰を疑う所見

	感度	特異度	LR+	LR−
副雑音あり	66%	74%	2.5	0.46
ノコギリ歯波形あり	82%	70%	2.7	0.26
ノコギリ歯波形かつ副雑音あり	59%	96%	14.8	0.42

（文献 21 を参考に作成）

■ ノコギリ歯波形

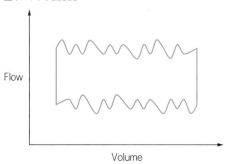

Flow / Volume

（文献 21 を参考に作成）

3 脳神経系

■ 中枢性のめまいを疑う所見

	感度	特異度	LR＋	LR－
HIT 試験正常	85%	95%	18.4	0.16
注視方向交代性眼振あり	38%	92%	4.5	0.68
斜偏倚あり	30%	98%	19.7	0.71
HINTS（上記3所見）	100%	96%	25.0	0.00

HINTS：Head Impulse, Nystagmus, Test of Skew
（文献 22 を参考に作成）

■ 頭痛患者のくも膜下出血を除外するためのルール

	感度	特異度	LR＋	LR－
Rule 1[*1]	98.5%	27.6%	1.36	0.05
Ottawa rule[*2]	100%	15.3%	1.17	0.02

[*1] Rule 1：40 歳以上，項部硬直または頸部痛，意識消失，労作時に発症の 4 項目のうちいずれか 1 つ
[*2] Ottawa rule：40 歳以上，項部硬直または頸部痛，意識消失，労作時に発症，突然発症の激しい頭痛（雷鳴痛），頸部屈曲制限の 6 項目のうちいずれか 1 つ
（文献 23 を参考に作成）

腹部所見

■ 腹水を疑う所見

		感度	特異度	LR＋	LR−
症状	腹囲の増大	87%	77%	3.8	0.17
	最近の体重増加	67%	79%	3.2	0.42
	下腿浮腫の既往	93%	67%	2.8	0.10
所見	腹部膨隆	81%	59%	2.0	0.3
	側腹部濁音	84%	59%	2.0	0.3
	濁音移動	77%	72%	2.7	0.3
	波動触知	62%	90%	6.0	0.4

（文献 24 を参考に作成）

■ 腹痛を訴えた患者における腸閉塞を疑う所見

		感度	特異度	LR＋	LR−
リスク因子	50 歳以上	60.4%	73.1%	2.2	0.54
	腹部手術の既往	68.8%	74.0%	2.6	0.42
	便秘の既往	43.8%	95.0%	8.7	0.59
症状・所見	腸蠕動が肉眼的に確認できる	6.3%	99.7%	21	0.93
	膨隆	62.5%	89.2%	5.7	0.42
	腹部全体の圧痛	35.4%	93.1%	5.1	0.69
	腸蠕動音亢進	39.6%	88.6%	3.5	0.68
	腸蠕動音低下	22.9%	92.8%	3.2	0.83
	筋強直	14.6%	94.6%	2.7	0.90
	腹部腫瘤	18.8%	91.4%	2.2	0.89
	嘔吐	75.0%	65.3%	2.1	0.38
	嘔吐で腹痛軽減	27.1%	93.7%	4.3	0.77
	食事で腹痛増強	17%	94.0%	2.8	0.89

（文献 25 を参考に作成）

5 精　神

■ 大うつ病診断のための各質問票の診断特性

	感度	特異度	LR＋	LR－
Patient Health Questionnaire (PHQ-2*) 2 点以上	0.91 (0.88〜0.94)	0.67 (0.64〜0.71)	2.7	0.13
Patient Health Questionnaire (PHQ-2*) 3 点以上	0.72 (0.67〜0.77)	0.85 (0.83〜0.87)	4.8	0.32
Patient Health Questionnaire (PHQ-9) 10 点以上	0.86 (0.80〜0.90)	0.85 (0.82〜0.87)	5.7	0.16

＊：PHQ-2 については下表参照.
（文献 26 を参考に作成）

■ Patient Health Questionnaire（PHQ-2）

最近 2 週間に以下のような問題がどのくらいの頻度でありましたか？				
	まったく ない	数日	2 週間の 半分以上	ほほ毎日
何かやろうとしてもほとんど興味がもて なかったり，楽しくない	0 点	1 点	2 点	3 点
気分が重かったり，憂うつだったり，絶望的 に感じる	0 点	1 点	2 点	3 点

2 つの質問への回答の合計が 3 点以上の場合に陽性，またはどちらかの項目が 2 点以上で陽性.
（文献 26 を参考に作成）

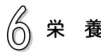

6 栄 養

■ 低栄養を疑う所見

	感度	特異度	LR＋	LR－
主観的包括的評価（SGA；下図参照）	84%	91%	9.8	0.17
アルブミン値の低下（3.0 g/dL 以下）	43%	82%	2.4	0.69

（文献 27，28 を参考に作成）

■ 主観的包括的評価（SGA）

A. 病歴・栄養歴
 1. 体重変化
 過去 6 ヵ月間の体重減少量＿＿＿＿＿kg，減少率＿＿＿＿％
 過去 2 週間の変化：□増加　□不変　□減少
 2. 通常と比較した食事摂取量の変化
 □不変　□変化あり：期間＿＿＿＿＿週
 食種：□固形状　□流動食（栄養量充足）　□流動食（未充足）　□絶食
 3. 消化器症状（2 週間以上持続）
 □なし　□嘔気　□嘔吐　□下痢　□食欲不振
 4. 機能制限
 □なし　□あり：期間＿＿＿＿＿週
 種類：□就労に制限あり　□歩行は可能　□寝たきり
 5. 栄養要求量に関係する疾患
 主病名＿＿＿＿＿＿＿＿＿＿＿＿
 代謝亢進（ストレス）：□なし　□軽度　□中等度　□高度
B. 身体所見（それぞれ 0＝正常，1＋＝軽度，2＋＝中等度，3＋＝重度で評価）
 皮下脂肪の減少（上腕三頭筋部，胸部）＿＿＿＿＿＿
 骨格筋の減少（大腿四頭筋，三角筋）＿＿＿＿＿＿＿
 踝部浮腫＿＿＿＿＿＿　仙骨部浮腫＿＿＿＿＿＿　腹水＿＿＿＿＿＿
C. SGA 評価
 □A＝良好　□B＝中等度低栄養（または低栄養疑い）　□C＝重度低栄養

SGA：subjective global assessment
（文献 28 を参考に作成）

7 急変・死亡

■ 敗血症の評価

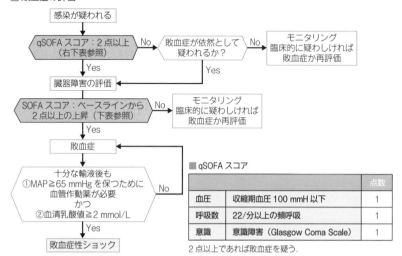

（文献 29 を参考に作成）

■ qSOFA スコア

		点数
血圧	収縮期血圧 100 mmH 以下	1
呼吸数	22/分以上の頻呼吸	1
意識	意識障害（Glasgow Coma Scale）	1

2 点以上であれば敗血症を疑う．

■ SOFA スコア

		点数				
		0	1	2	3	4
呼吸	PaO$_2$/F$_3$O$_2$（mmHg）	≧400	<400	<300	<200	<100
凝固	血小板数（/μL）	≧15万	<15万	<10万	<5万	<2万
肝臓	ビリルビン（mg/dL）	<1.2	1.2〜1.9	2.0〜5.9	6.0〜11.9	>12.0
心血管系	カテコラミンの基準は，最低でも1時間投与，単位はμg/kg/分	平均血圧≧70 mmHg	平均血圧<70 mmHg	ドーパミン<5,またはドブタミン（どの量でも）	ドーパミン 5.1〜15,またはアドレナリン≦0.1,またはノルアドレナリン≦0.1	ドーパミン>15,またはアドレナリン>0.1,またはノルアドレナリン>0.1
中枢神経系	Glasgow Coma Scale	15	13〜14	10〜12	6〜9	<6
腎臓	クレアチニン（mg/dL）	<1.2	1.2〜1.9	2.0〜3.4	3.5〜4.9	>5.0
	尿量（mL/日）				<500	<200

ベースラインから 2 点以上上昇し感染症が疑われるものを敗血症と診断する．
（文献 30，31 を参考に作成）

■ qSOFA スコアによる入院後死亡予測

	感度	特異度	LR＋	LR−
ICU 患者：qSOFA スコア≧2 点	65.8%	48.9%	1.29	0.70
救急外来患者：qSOFA スコア≧2 点	70% （59 ～ 80）	79% （76 ～ 82）	3.4 （2.8 ～ 4.17）	0.37 （0.26 ～ 0.53）

（文献 30，31 を参考に作成）

■ バイタルサインによる急変予測

		感度	特異度	LR＋	LR−
SpO₂ 異常		71%	61%	1.82	0.48
体温異常		47%	77%	2.04	0.69
呼吸数	＞21	86%	34%	1.30	0.41
	＞23	83%	46%	1.54	0.37
	＞25	58%	76%	2.41	0.55
	＞27	54%	83%	3.17	0.55
	＞29	44%	89%	4.00	0.63
	＞31	42	92	5.25	0.63
脈拍	＞100	51%	56%	1.16	0.88
	＞110	42%	75%	1.68	0.77
	＞120	22%	89%	2.00	0.88
	＞130	12	91	1.33	0.97
収縮期血圧（mmHg）	＞139	53%	57%	1.23	0.82
	＞149	42%	69%	1.35	0.84
	＞159	4%	77%	1.74	0.78
	＞169	24%	84%	1.5	0.90
	＞179	12%	91%	1.33	0.97

（文献 32，33 を参考に作成）

■ 医師・看護師による患者の予後予測

		LR＋	LR－
医師の予測	病院死亡	4.81(2.91〜7.95)	0.64(0.52〜0.78)
	6ヵ月後死亡	5.91(3.74〜9.32)	0.41(0.33〜0.52)
	6ヵ月後家に帰宅できている	3.20(2.21〜4.62)	0.49(0.40〜0.60)
	6ヵ月後1人でトイレに行ける	6.00(3.18〜11.30)	0.51(0.35〜0.75)
看護師の予測	病院死亡	4.71(2.94〜7.56)	0.61(0.49〜0.75)
	6ヵ月後死亡	4.23(2.71〜6.61)	0.56(0.47〜0.68)
	6ヵ月後家に帰宅できている	2.06(1.57〜2.69)	0.51(0.40〜0.65)
	6ヵ月後1人でトイレに行ける	2.61(1.74〜3.90)	0.48(0.30〜0.78)
医師と看護師の意見一致	病院死亡	17.33(4.80〜62.62)	0.44(0.19〜1.04)
	6ヵ月後死亡	40.35(5.73〜284.28)	0.18(0.06〜0.50)
	6ヵ月後家に帰宅できている	15.24(3.94〜58.94)	0.14(0.05〜0.34)
	6ヵ月後1人でトイレに行ける	15.75(4.04〜61.46)	0.11(0.02〜0.68)

（文献34を参考に作成）

文　献

▣　第0歩「症状を読み解く前の長い前置き」（1〜8 ページ）

1) Seguin P et al：Effects of price information on test ordering in an intensive care unit. Intensive Care Med **28**：332-335, 2002

2) Chant C et al：Anemia, transfusion, and phlebotomy practices in critically ill patients with prolonged ICU length of stay：a cohort study. Crit Care **10**：R140, 2006

▣　第1歩「探し物を明確にする（検査の目的をはっきりさせる）」（9〜36 ページ）

1) Razi RR et al：Racial disparities in outcomes following PEA and asystole in-hospital cardiac arrests. Resuscitation **87**：69-74, 2015

2) Schein RM et al：Clinical antecedents to in-hospital cardiopulmonary arrest. Chest **98**：1388-1392, 1990

3) Franklin C, Mathew J：Developing strategies to prevent inhospital cardiac arrest：analyzing responses of physicians and nurses in the hours before the event. Resuscitation **30**：83, 1995

4) McGee S：Simplifying likelihood ratios. J Gen Intern Med **17**：647-650, 2002

5) Hodgetts TJ et al：The identification of risk factors for cardiac arrest and formulation of activation criteria to alert a medical emergency team. Resuscitation **54**：125-131, 2002

6) Goldhill D, McNarry A：Physiological abnormalities in early warning scores are related to mortality in adult inpatients. Br J Anaesth **92**：882-884, 2004

7) Fieselmann JF et al：Respiratory rate predicts cardiopulmonary arrest for internal medicine inpatients. J Gen Intern Med **8**：354-360, 1993

8) Young PJ et al：Early peak temperature and mortality in critically ill patients with or without infection. Intensive Care Med **38**：437-444, 2012

■ 第2歩「本当にその検査でよいか（目的にあった検査を選択する）」
（37〜82 ページ）

1）Guglielminotti J et al：Bedside detection of retained tracheobronchial secretions in patients receiving mechanical ventilation：is it time for tracheal suctioning? Chest **118**：1095-1099, 2000

2）Fagan TJ：Letter：nomogram for Bayes theorem. N Engl J Med **293**：257, 1975

3）杉岡　隆ほか：診断法を評価する，特定非営利法人 健康医療評価研究機構，京都，2014

4）Chartrand C et al：Accuracy of rapid influenza diagnostic tests：a meta-analysis. Ann Intern Med **7**：500-511, 2012

5）Kitazono MT et al：Differentiation of pleural effusions from parenchymal opacities：accuracy of bedside chest radiography. AJR Am J Roentgenol **194**：407-412, 2010

6）Wong CL et al：Does this patient have a pleural effusion? JAMA **301**：309-317, 2009

7）Freund Y et al：Prognostic accuracy of sepsis-3 criteria for in-hospital mortality among patients with suspected infection presenting to the emergency department. JAMA **317**：301-308, 2017

8）McGee S：Simplifying likelihood ratios. J Gen Intern Med **17**：647-650, 2002

9）Zhiying Z et al：Evaluation of blood biomarkers associated with risk of malnutrition in older adults：a systematic review and meta-analysis. Nutrients **9**：829, 2017

10）Du H et al：Comparison of different methods for nutrition assessment in patients with tumors. Oncol Lett **14**：165-170, 2017

11）Poulia KA et al：Evaluation of the efficacy of six nutritional screening tools to predict malnutrition in the elderly. Clin Nutr **31**：378-385, 2012

12）Detsky ME et al：Discriminative accuracy of physician and nurse predictions for survival and functional outcomes 6 months after an ICU admission. JAMA **317**：

2187-2195, 2017

13) Dao Q et al：Utility of B-type natriuretic peptide in the diagnosis of congestive heart failure in an urgent-care setting. J Am Coll Cardiol **37**：379-385, 2001

14) Hwang SW et al：Is looking older than one's actual age a sign of poor health? J Gen Intern Med **26**：136-141, 2011

■ 第3歩「検査結果を正しく解釈する（検査・アセスメントの実践）」 （83〜134ページ）

やってみよう1「めまい，嘔気で来院した救急外来患者をどう評価すればよい？」（86〜97ページ）

1) Kattah JC et al：HINTS to diagnose stroke in the acute vestibular syndrome：three-step bedside oculomotor examination more sensitive than early MRI diffusion-weighted imaging. Stroke **40**：3504-3510, 2009

2) Wijdicks EF et al：Validation of a new coma scale：The FOUR score Ann Neurol **58**：585-593, 2005

やってみよう2「循環血液量の減少はどう評価すればよい？」（98〜114ページ）

1) Singer M et al：The third international consensus definitions for sepsis and septic shock（Sepsis-3）. JAMA **315**：801-810, 2016

2) McGee S et al：The rational clinical examination. Is this patient hypovolemic? JAMA **281**：1022-1029, 1999

3) Shimizu M et al：Physical signs of dehydration in the elderly. Intern Med **51**：1207-1210, 2012

4) Shippy CR et al：Reliability of clinical monitoring to assess blood volume in critically ill patients. Crit Care Med **12**：107-112, 1984

5) Osman D et al：Cardiac filling pressures are not appropriate to predict hemodynamic response to volume challenge. Crit Care Med **35**：64-68, 2007

6) Monnet X et al：Norepinephrine increases cardiac preload and reduces preload

dependency assessed by passive leg raising in septic shock patients. Crit Care Med **39**：689-694, 2011

7）Cavallaro F et al：Diagnostic accuracy of passive leg raising for prediction of fluid responsiveness in adults：systematic review and meta-analysis of clinical studies. Intensive Care Med **36**：1475-1483, 2010

8）Beurton A et al：The effects of passive leg raising may be detected by the plethysmographic oxygen saturation signal in critically ill patients. Critical Care **23**：19, 2019

9）Jacquet-Lagrèze M et al：Capillary refill time variation induced by passive leg raising predicts capillary refill time response to volume expansion. Critical Care **23**：281, 2019

10）Moghadamyeghaneh Z et al：Preoperative dehydration increases risk of post-operative acute renal failure in colon and rectal surgery. J Gastrointest Surg **18**：2178-2185, 2014

11）西田　修ほか：日本版敗血症診療ガイドライン 2016. 日救急医会誌 **28**（Suppl 1）：4, 2017

12）Murphy CV et al：The importance of fluid management in acute lung injury secondary to septic shock. Chest **136**：102-109, 2009

やってみよう 3「**心不全は身体所見だけで判断できる？**」（115～123 ページ）

1）Chioncel O et al：Patterns of intensive care unit admissions in patients hospitalized for heart failure：insights from the RO-AHFS registry. J Cardiovasc Med（Hagerstown）**16**：331-340, 2015

2）Martindale JL et al：Diagnosing acute heart failure in the emergency department：a systematic review and meta-analysis. Acad Emerg Med **23**：223-242, 2016

3）Wang CS et al：Does this dyspneic patient in the emergency department have congestive heart failure? JAMA **294**：1944-1956, 2005

4）Lee TH et al：Derivation and prospective validation of a simple index for prediction of cardiac risk of major noncardiac surgery. Circulation **100**：1043-1049, 1999

やってみよう 4「**肺血栓塞栓症かどうか，どうやって判断すればよい？**」
（124〜130 ページ）

1）Patel P et al：Systematic review and meta-analysis of test accuracy for the diagnosis of suspected pulmonary embolism. Blood Adv **4**：4296-4311, 2020

2）Sinert R, Foley M：Clinical assessment of the patient with a suspected pulmonary embolism. Ann Emerg Med **52**：76-79, 2008

3）Wells PS et al：Does this patient have deep vein thrombosis? JAMA **295**：199-207, 2006

4）Rathbun SW et al：Negative D-dimer result to exclude recurrent deep venous thrombosis：a management trial. Ann Intern Med **141**：839-845, 2004

5）Homans J：Exploration and division of the femoral and iliac veins in the treatment of thrombophlebitis of the leg. N Engl J Med **224**：179-186, 1941

6）Homans J：Diseases of the veins. N Engl J Med **231**：51-60, 1944

7）Allen AW et al：Thrombosis and embolism：review of 202 patients treated by femoral vein interruption. Ann Surg **118**：728-740, 1943

8）Cranley JJ et al：The diagnosis of deep venous thrombosis. Fallibility of clinical symptoms and signs. Arch Surg **111**：34-36, 1976

9）Haeger K：Problems of acute deep venous thrombosis. I. The interpretation of signs and symptoms. Angiology **20**：219-223, 1969

10）Criado E, Burnham CB：Predictive value of clinical criteria for the diagnosis of deep vein thrombosis. Surgery **122**：578-583, 1997

11）Oudega R et al：Limited value of patient history and physical examination in diagnosing deep vein thrombosis in primary care. Fam Pract **22**：86-91, 2005

12）日本循環器学会ほか：肺血栓塞栓症および深部静脈血栓症の診断，治療，予

防に関するガイドライン（2017 年改訂版），2018．https://j-circ.or.jp/old/
guideline/pdf/JCS2017_ito_h.pdf（最終閲覧日：2021 年 1 月 14 日）

やってみよう 5「痰の貯留を聴診で判断できる？」（131〜134 ページ）

1) American Association for Respiratory Care：AARC Clinical Practice Guidelines. En-
   dotracheal suctioning of mechanically ventilated patients with artificial airways
   2010. Respir Care **55**：758-764, 2010

2) Guglielminotti J et al：Bedside detection of retained tracheobronchial secretions
   in patients receiving mechanical ventilation：is it time for tracheal suctioning?
   Chest **118**：1095-1099, 2000

■ 第 4 歩「コミュニケーションのしかた（情報とハサミは使おう！）」 （135〜146 ページ）

なし

■ 付録　明日から使えるリファレンス集 （147〜162 ページ）

1) Martindale JL et al：Diagnosing acute heart failure in the emergency depart-
   ment：a systematic review and meta-analysis. Acad Emerg Med **23**：223-242,
   2016

2) Wang CS et al：Does this dyspneic patient in the emergency department have
   congestive heart failure? JAMA **294**：1944-1956, 2005

3) Roberts E et al：The diagnostic accuracy of the natriuretic peptides in heart
   failure：systematic review and diagnostic meta-analysis in the acute care set-
   ting. BMJ **350**：h910, 2015

4) Maw AM et al：Diagnostic accuracy of point-of-care lung ultrasonography and
   chest radiography in adults with symptoms suggestive of acute decompensated
   heart failure：a systematic review and meta-analysis. JAMA Netw Open **2**：
   e190703, 2019

5) Bösner S et al：Accuracy of symptoms and signs for coronary heart disease assessed in primary care. Br J Gen Pract **60**：e246-e257, 2010

6) Fanaroff AC et al：Does this patient with chest pain have acute coronary syndrome?：the rational clinical examination systematic review. JAMA **314**：1955-1965, 2015

7) von Kodolitsch Y et al：Clinical prediction of acute aortic dissection. Arch Intern Med **160**：2977-2982, 2000

8) Hanada M et al：Incidence of orthostatic hypotension and cardiovascular response to postoperative early mobilization in patients undergoing cardiothoracic and abdominal surgery. BMC Surg **17**：111, 2017

9) Butt Z et al：Diagnostic accuracy of "pallor" for detecting mild and severe anaemia in hospitalized patients. J Pak Med Assoc **60**：762-765, 2010

10) McGee S et al：The rational clinical examination. Is this patient hypovolemic? JAMA **281**：1022-1029, 1999

11) Shimizu M et al：Physical signs of dehydration in the elderly. Intern Med **51**：1207-1210, 2012

12) Cavallaro F et al：Diagnostic accuracy of passive leg raising for prediction of fluid responsiveness in adults：systematic review and meta-analysis of clinical studies. Intensive Care Med **36**：1475-1483, 2010

13) Beurton A et al：The effects of passive leg raising may be detected by the plethysmographic oxygen saturation signal in critically ill patients. Critical Care **23**：19, 2019

14) Jacquet-Lagrèze M et al：Capillary refill time variation induced by passive leg raising predicts capillary refill time response to volume expansion. Critical Care **23**：281, 2019

15) Cranley JJ et al：The diagnosis of deep venous thrombosis. Fallibility of clinical symptoms and signs. Arch Surg **111**：34-36, 1976

16) Wells PS et al：Does this patient have deep vein thrombosis? JAMA **295**：199-

207, 2006

17） Sinert R, Foley M ： Clinical assessment of the patient with a suspected pulmonary embolism. Ann Emerg Med **52** ： 76-79, 2008

18） Patel P et al ： Systematic review and meta-analysis of test accuracy for the diagnosis of suspected pulmonary embolism. Blood Adv **4** ： 4296-4311, 2020

19） Kitazono MT et al ： Differentiation of pleural effusions from parenchymal opacities ： accuracy of bedside chest radiography. AJR Am J Roentgenol **194** ： 407-412, 2010

20） Wong CL et al ： Does this patient have a pleural effusion? JAMA **301** ： 309-317, 2009

21） Guglielminotti J et al ： Bedside detection of retained tracheobronchial secretions in patients receiving mechanical ventilation ： is it time for tracheal suctioning? Chest **118** ： 1095-1099, 2000

22） Kattah JC et al ： HINTS to diagnose stroke in the acute vestibular syndrome ： three-step bedside oculomotor examination more sensitive than early MRI diffusion-weighted imaging. Stroke **40** ： 3504-3510, 2009

23） Perry JJ et al ： Clinical decision rules to rule out subarachnoid hemorrhage for acute headache. JAMA **310** ： 1248-1255, 2013

24） Williams JW, Simel DL ： Does this patient have ascites? ： how to divine fluid in the abdomen. JAMA **267** ： 2645-2648, 1992

25） Böhner H et al ： Simple data from history and physical examination help to exclude bowel obstruction and to avoid radiographic studies in patients with acute abdominal pain. Eur J Surg **164** ： 777-784, 1998

26） Levis B et al ： Accuracy of the PHQ-2 alone and in combination with the PHQ-9 for screening to detect major depression ： systematic review and meta-analysis. JAMA **323** ： 2290-2300, 2020

27） Du H et al ： Comparison of different methods for nutrition assessment in patients with tumors. Oncol Lett **14** ： 165-170, 2017

28) Poulia KA et al：Evaluation of the efficacy of six nutritional screening tools to predict malnutrition in the elderly. Clin Nutr **31**：378-385, 2012

29) Redfern OC et al：A comparison of the quick sequential（sepsis-related）organ failure assessment score and the national early warning score in non-icu patients with/without infection. Crit Care Med **46**：1923-1933, 2018

30) Freund Y et al：Prognostic accuracy of sepsis-3 criteria for in-hospital mortality among patients with suspected infection presenting to the emergency department. JAMA **317**：301-308, 2017

31) Raith EP et al：Prognostic accuracy of the SOFA score, SIRS criteria, and qSOFA score for in-hospital mortality among adults with suspected infection admitted to the intensive care unit. JAMA **317**：290-300, 2017

32) Hodgetts TJ et al：The identification of risk factors for cardiac arrest and formulation of activation criteria to alert a medical emergency team. Resuscitation **54**：125-131, 2002

33) Fieselmann JF et al：Respiratory rate predicts cardiopulmonary arrest for internal medicine inpatients. J Gen Intern Med **8**：354-360, 1993

34) Detsky ME et al：Discriminative accuracy of physician and nurse predictions for survival and functional outcomes 6 months after an ICU admission. JAMA **317**：2187-2195, 2017

■ 本書全体に関連した参考文献

1) Deeks JJ, Altman DG：Diagnostic tests 4：likelihood ratios. BMJ 329：168-169, 2004

索　引

欧文

ABCD の評価　33
By system　139
central venous pressure（CVP）　105, 108
D ダイマー　127, 154
deep vein thrombosis（DVT）　124, 127, 153
FOUR（Full Outline of UnResponsiveness）
　score　96
HINTS（Head Impulse, Nystagmus, Test of
　Skew）　94
HIT（Head Impulse Test）　93
hyperdynamic state　104
LQQTSFA　14
LR ＋　51
LR －　51
mean arterial pressure（MAP）　104
NEWS スコア　34
OPQRST　14
Patient Health Questionnaire（PHQ）　158
PLR（passive leg raising）　109, 151
pulmonary thromboembolism（PTE）　124,
　154
qSOFA スコア　73, 160, 161
S3 ギャロップ　120
SAMPLER　15
SBAR　137
sepsis induced myocardial dysfunction
　（SIMD）　104
SOFA スコア　160
subjective global assessment（SGA）　77
VINDICATE　26
warm shock　103

Wells スコア（DVT 用）　129, 153
Wells スコア（PTE 用）　126, 154

あ

穴馬　28
アルブミン値　76

い

陰性所見　21
陰性尤度比　51
インフルエンザ　65

え

栄養状態　76
腋窩の乾燥　108, 111

お

嘔気　86
オッズ　54

か

下肢浮腫　121
感度　45

き

偽陰性　45
気管内吸引　131
起坐呼吸　121
基準値　41
急性失血　107, 151
急変　33
胸水　155

極端値　74
起立性低血圧　150
キーワード検索　22

く

くも膜下出血　156

け

頸静脈怒張　121
血液分布異常性ショック　101
血液量減少性ショック　101
検査後確率　55

こ

高心拍出量状態　104
ゴールドスタンダード　61

し

事後確率　55
事前確率　52
質問力　11
斜偏倚　92
主観的包括的評価　77, 159
主訴　13
術後の脱水　111
循環血液量　98
症状の要約　18
ショック　101
ショートストーリー　16
心外閉塞・拘束性ショック　101
心筋梗塞　149
心原性ショック　101, 104
診断　61
深部静脈血栓症　124, 127, 153
心不全　115, 148

す

頭痛　156

せ

正常値　41
前庭眼反射　93

そ

早期警告スコア　34
臓器の重要症状　13

た

大うつ病　158
体温　36
対抗馬　28
大動脈解離　150
脱水　98, 152
痰　131, 155

ち

注視方向交代性眼振　91
中心静脈圧　105, 108
中枢性眼振　92
中枢性めまい　91, 156
腸閉塞　157
直感　75, 81

つ

ツルゴール　108

て

低栄養　159
定方向性眼振　92

と

特異度　46

の

ノコギリ歯波形　133
ノモグラム　56

は

肺うっ血　148
敗血症　102, 160
肺血栓塞栓症　124, 154
バイタルサイン　32, 74

ひ

貧血　150

ふ

腹水　157
老け顔　81
フローボリュームカーブ　133

へ

平均動脈圧　104
平衡感覚　89

ほ

ホーマンズ徴候　130
本命馬　28

ま

末梢性眼振　92

め

めまい　86

ゆ

尤度比　49
輸液　113
輸液反応性　110

よ

陽性所見　21
陽性尤度比　51
予後予測　79

り

リスト化　23
リファレンススタンダード　61

る

ルールアウト　47
ルールイン　47

わ

ワンフレーズ化　20

櫻本 秀明（さくらもと ひであき）
日本赤十字九州国際看護大学
クリティカルケア・災害看護領域 教授

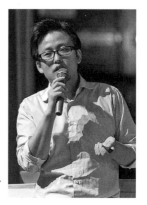

［経　歴］

2003 年　山梨県立看護大学看護学部卒業後,
　　　　　聖路加国際病院救命救急センター

2010 年　聖路加看護大学大学院成人看護学
　　　　　急性期専攻修了筑波大学附属病院 ICU

2014 年　筑波大学大学院博士課程人間総合科学研究科
　　　　　疾患制御医学専攻麻酔・蘇生分野修了

2015 年　筑波大学附属病院集中治療室・救急外来
　　　　　主任副看護師長

2018 年　茨城キリスト教大学看護学部看護学科 准教授

2022 年 4 月より現職

［主な学会活動］
日本集中治療医学会 評議委員
日本クリティカルケア看護学会 評議委員
日本呼吸療法医学会 評議委員

［著書・訳書］
『AACN 重症患者ケアポケットブック』（総合医学社, 監訳および心電図等翻訳担当）
『ナースのための新しいモニター心電図の知識（ナースのための知識シリーズ）』
（誠文堂新光社, 共著）
『高度実践看護―統合アプローチ』（ヘルス出版, 共訳）
『人工呼吸器離脱のための標準テキスト』（学研メディカル秀潤社, 共著）
『もっとも新しい重症患者の早期離床の考えかた―鎮静管理とリハビリテーション』
（学研メディカル秀潤社, 共著）
『決定版 人工呼吸ケアのポイント 300 ―看護の「どうしよう？」から最先端までわかる！』
（メディカ出版, 共著）

症状を読めるナースが知っているロジカルアセスメント

2022年4月15日　発行	著　者　櫻本秀明
	発行者　小立健太
	発行所　株式会社　南　江　堂
	〒113-8410　東京都文京区本郷三丁目42番6号
	☎(出版) 03-3811-7198　(営業) 03-3811-7239
	ホームページ　https://www.nankodo.co.jp/
	印刷・製本　真興社
	装丁　渡邊真介

Introduction to Clinical Reasonining for Nurse
Ⓒ Nankodo Co., Ltd., 2022